松原英多

もの忘れをこれ以上増やしたくない人が読む本

脳のゴミをためない習慣

講談社＋α新書

はじめに

誰でも、記憶力が低下していないのに、もの忘れが増えることがあります。40～50歳ごろに多く見られる現象です。

「お父さん、自動車のカギ、どこに置いた？」

「忘れた」と間髪をいれずに答える。

これは、記憶力の低下でしょうか。いや、違います。記憶力低下ではなくて、思い出すのが面倒なだけです。

多くの人は、認知症の初期症状こそ記憶力の低下だ、と信じています。間違いではないですが、正解でもない。

老人の兆候でも、「面倒くさい」のほうが、記憶力低下より先に現れます。とくに40歳を超えると、「面倒くさい」が顕著になります。

この「面倒くさい」が大きな問題なのです。「面倒くさい」はすべての思考も行動も抑制します。よいことはひとつもない。

試みに「面倒くさい」と記憶力低下の関係を考えてみましょう。

記憶は、芋づる方式です。思い出したい記憶まで、あるキッカケから、記憶のつるをたぐっていかねばならない。つまり、思い出すには記憶の芋づるをたどるという手間暇がかかるのです。

前出の会話を考えてください。

「お父さん、自動車のカギ、どこに置いた？」の質問に対して、お父さんは記憶の芋づるをたどることになります。

「自動車を降りて、２階に上がって、机の前に立って、それから何をしたっけ。そこからがはっきり覚えていないな。ああそうだ、机の引き出しをあけて、つい奥のほうの箱に入れたんだ」

と、あっちに寄ったりこっちに向いたりしながら、カギを入れた箱に到達します。

この工程が、「記憶力の芋づるをたどる」です。

確かに手間暇がかかる。面倒でもあります。でも、この手間暇を面倒がるようでは思い出せません。

年を取ると易《やす》きに流れるといいます。すぐに「忘れた」と切り捨てたくなる。切り捨てれば、手間暇も面倒もなくなってラクになる。つい易きに流れ、「忘れた」を連発するのです。

これこそ、手間暇を面倒がる面倒病であり、面倒病による記憶力の低下です。

年齢が40歳を過ぎると、面倒病がことあるごとに現れます。

「面倒病って、病気ですか、本当にあるの？」

面倒病とは仮の名です。つまり「忘れた」の言葉の陰には、多くの「面倒くさい」による意欲の低下がひそんでいるのです。

だが、「ああ、よかった。本当の記憶力低下ではないのですね」の安心は、まだ早い。「面倒くさい」つまり意欲低下は、すべての思考も行動も抑制します。思考や行動の抑制が続けば、知的活動のすべてが低下し、もの忘れも本格的な記憶力低下になり、認知症も迫ってくる。

意欲低下は、認知症になる「その前」から現れ、認知症の初期にも進行期にも見られます。脳血管性認知症の70％、アルツハイマー型認知症の50％以上に現れるといいますから、かなり高率です。

「面倒くさい」をくり返すことは、せっかくの認知症予防のチャンスを自ら壊すことにもなるのです。

認知症の進行を防ぐ方法を綴った、前作『健康長寿の医者が教える　人の名前が出てこなくなったときに読む本』（ＫＫロングセラーズ）を、多くの方が手にとってくださったことは望外の喜びです。

かねてより私は臨床医として歯がゆくてなりませんでした。認知症を世の中にはびこらせない方法は、はっきりしているのです。

一方、世界中で最先端の研究者が知恵を絞っていますが、治療の決定打はいまだありません。認知症は進行性であり難治の疾患です。現在の医療では、認知症の悪化速度を遅らせるのがせいぜいです。

そこで、まず考えられるのが「認知症も軽症ならば治るかもしれない」です。しかし認知症は想像以上にしたたかな疾患です。軽症であっても超軽症であっても、進行性の難治疾患です。そして「認知症には確立された治療法がない」。

治療法がなければ予防でいこう。そうです。予防です。

しかし予防にも問題があります。開始時期です。開始時期をいつにするかが予防の最重要点です。軽症でも超軽症でも、認知症になってしまえば疾患です。疾患になれば予防でなくて治療です（その効果も定かでない）。

○認知症は超軽症でも難治性の疾患。

○現在、認知症の確実な治療法はない。

○予防にはタイミングが重要。

この3つの条件を考え合わせれば、認知症予防の開始は認知症の前、すなわち何も症状がない「その前」から始めるべきことも、おわかりになるでしょう。

治療法がなければ予防です。「予防に勝る治療なし」です。

本書では、「その前」からの予防を最重要と考えて、お話を進めてまいります。**「脳のゴミをためない」ようにするのが最善の策です。「その前」が大事ですし、ためない方法は、知ってしまえば当たり前のことばかりです。**

「面倒くさい」は黄信号、「人の名前が出てこなくなるくらい、年だから仕方ないよ」なんて言っている方のために本書をしたためました。

ご存じでしょうか。脳内にたまるゴミがアルツハイマー型認知症の発症という大きな被害を生み出すのです。アルツハイマー型認知症は今、日本人に最も多くなった認知症です。

ゴミの正体はタンパク質です。タンパク質は生命維持のためにも重要な栄養素です。

しかし、タンパク質の塊のようなお肉を食べたからといって、そのまま筋肉となるわけではありません。お肉のタンパク質はアミノ酸に分解され、再合成されて、目的箇所で活躍します。

この分解・再合成が問題になります。分解・再合成の化学反応の際には、必ずといってよいほどカスができます。そのカスが「アミロイドβ《ベータ》」と呼ばれる「脳のゴミ」なのです。しかも有毒性の高いゴミなのです。

その有毒性の高いゴミは、時間の経過とともに、脳内で増加・蓄積を続けます。脳のゴミであるアミロイドβは不要有害の老廃物です。不要有害の老廃物がたまっては、よいことがあるはずがありません。

増加・蓄積するにつれて、「周囲の脳神経細胞を死滅させる」ことが始まります。脳神経細胞は、知的活動の原点。死滅すれば、記憶力や知性、理性などの知的活動は低下します。ついには伴侶《はんりょ》、わが子の認知もできなくなる。これが認知症です。

くり返すとおり、残念ですが、現在では認知症の治療法が確立されていません。治療法がなければ予防です。

ただ幸いなことにアルツハイマー型認知症は、芽生えてから症状の現れるまでに、20～30年もかかるのです。つまり20～30年の余裕がある。この余裕を上手にこなせば、認知症知らずの楽しい余生が約束されます。

本書では、かかる「その前」を徹底的に重視します。「その前」を逃せば、認知症地獄に落ち込むからです。

何の症状もないのに予防開始とは、心中、「まだ早い。まだ大丈夫」と逆らいたくもなるでしょう。その「逆らいたくもなる」を認知症は待ちかまえているのです。「逆らいたい」の心が少しでも現れたら、「予防に勝る治療なし」の言葉を思い出してください。

本書では「脳のゴミ」の正体を明らかにするとともに、とくにその予防法を世界中の大学や研究所の知見も交えてくわしく説明しました。予防法といっても、これが認知症の予防だったのかというものがほとんどです。

ぜひご一読されて、認知症のない明るい余生に備えてください。

松原英多

２０１９年11月

目次

第2章 脳のゴミをとる脳循環をアップさせる習慣

第3章

なぜ「予防に勝る治療なし」か

第4章

歯周病や糖尿病が脳のゴミを増やす

第5章

食後1枚のガムから脳が蘇る習慣

第6章

中年期からの軽い運動が最強の習慣

コラム

第1章

警戒すべきはもの忘れより「面倒くさい」だった

顔は覚えていても名前を忘れた！

40歳を超えるころになると、「年かね、最近もの忘れが多くなってね」と、こぼす人をよく見かけます。

その記憶力低下は本物でしょうか。

記憶力にはいろいろのナゾがひそんでいる。

まずは、お馴染みの名前忘れからまいりましょう。

記憶とは奇妙ですね。非常に親しい親友、彼に関する情報の99％は記憶している。

でも、咄嗟《とっさ》に彼の名前が出てこない。いわゆる名前忘れですね。

「帰りにあいつに会ってさ」

「あいつ？　あいつって誰よ」

「あいつって、あいつだよ。お前もよく知っているだろう。ほら、丸顔の背の高い、あいつだよ」

「Aさんでしょ」

「そうだ、Aだ。Aの名前を忘れるなんて、オレ、ボケたかな」

こんな光景はよく見かけます。誰でも経験のある名前忘れです。

Aさんは親友です。顔も体形も覚えている。家族はもちろん、住所も職業も経歴も性格までも承知している。名前だけが出てこない。

Aさんについての99％は記憶しているのです。名前だけが思い出せない。これを記憶力低下と言えるでしょうか。言えませんね。だから、言い逃れのような「度忘れ」という言葉を使います。


「顔は覚えているが、名前を忘れた」には、人類の歴史が込められています。

原始のころの人類は非常に弱い動物でした。疾風《はやて》のような逃げ足もない、相手を切り裂く鋭い牙も爪もない。まるで野獣の「エサ」のような存在だったのです。

仲間同士でも、安全とは言い切れません。隣に座れば、まず「コイツはオレを食うつもりだろうか」と考えます。

食われてはたいへんです。食われるか食われないかの判断は、名前のない当時のことですから、顔で覚えます。危険な顔ならば逃げ出す。危険でない顔ならば、一緒にエサ探しに出掛ける。

相手の顔を覚えることは、身の安全とエサの確保を意味したのです。

これほど重要な「顔を覚える」です。脳はさっそく「顔を覚える」専用の脳神経細胞の集まりを作りました。その集まりは現在まで受け継がれています。

「脳内には、顔を覚える専用の脳神経細胞がある」と、東北大学大学院生命科学研究科の山元大輔教授は言います。

一方、名前は別のコースをたどります。職業、風土、地名などが形を変えて名前になりました。原始よりだいぶ時代が進み、食糧事情もよくなり、隣に座ったヤツを食らう必要もなくなりました。

名前誕生のころは、脳も大成長して、脳内は満杯状態です。とても名前を覚える専用の細胞の集まる余裕がない。

こうして脳内に「顔を覚える専用の細胞の集まりはある」が、「名前を覚える専用の細胞の集まりはない」となった次第です。

人間の顔に反応するのは、「側頭連合野《そくとうれんごうや》」という領域です。

側頭連合野は、形や図形を認知する領域です。それも、ただの認知ではありません。視覚情報から得たモノの形から、そのモノの形が持つ意味を理解する領域なのです。「あの丸顔はAさんだ、こちらの面長の顔はBさんだ」と、顔の形から連なる情報の意味を理解するのです。

この部分が損傷すれば、形がわかっても、意味する部分がわからない。面長の顔の形はわかっても、その形がBさんの顔と理解できないのです。形が持つ意味を理解することはできなくなります。

側頭連合野の働きは顔の理解ばかりではありません。目的地に行くのに目印になる建物があっても「あれは○○ビルだ」の意味もわからなくなる。そして、道にも迷う。側頭連合野は非常に重要な働きをしているのです。

名前忘れは、一時的にせよ長時間にせよ、側頭連合野の機能低下を意味します。

「脳内に名前専用の細胞がないのだから、名前忘れも当然」とはゆきません。大切なことが抜けています。

「名前忘れは加齢とともに増加します」

「認知症の最大の原因は老化です」

このふたつを合わせれば、名前忘れは老化の証拠であり、認知症の始まりと言えなくもない。

さあ、たいへん。名前忘れの陰には認知症がひそんでいるのです。名前忘れはエチケット違反として責められる。でも、その陰には認知症があるのです。

「面倒くさい」がもの忘れの原因!?

記憶とは①覚える、②記憶の倉庫に保管する、③記憶を思い出す、という3つの機能によって成り立っています。

健康老化では、主として③の記憶を思い出す力が衰えます。認知症の場合はさらに悲劇的で、①②③すべてに問題が起きて、記憶力が毎日の生活に支障を来すまでに低下します。

とはいっても、思い出す手間は並大抵のものではありません。

われわれの記憶の倉庫は巨大です。その巨大さは、驚くばかり。平均的な図書館の書籍量の2~3倍に匹敵するともいいます。

本の数にすれば何百万冊でしょうか。その中からたとえば家のどこかに置き忘れたマイカーのカギのありかを探すのは、並大抵の困難さではない。大いなる努力が必要です。

しかしすべての記憶を思い出すのに、手間暇がかかるわけではありません。

自宅の電話番号や住所の類は、記憶の倉庫の入り口近くに置かれているから、すぐに思い出しが可能です。

わかりやすく言えば、重要な記憶は取り出しやすい倉庫の入り口近くに置く。あまり重要でない記憶は倉庫の奥深くに押し込まれる。

しかし人間は機械ではありません。何かの調子で、マイカーのカギのような重要なものでも、倉庫の奥に押し込まれることがあります。押し込まれれば、長時間かけて記憶の芋づるをたどることになる。いやはや、ご苦労様。ご苦労様だからこそ、探し当てたときの喜びは大きいのです。

この「喜び」こそ、脳へのねぎらいであり、ご褒美です。

「はじめに」でマイカーのカギをどこかに置き忘れたお父さんのように、自宅の電話番号や住所の類の思い出しにも、ときには記憶の芋づるをたどります。たどっている最中に、急に別の記憶が入ってくることもある。

脳の働きは多岐にわたります。記憶の芋づるたどりにも、他の芋づるが混じることがあるでしょう。

しかも記憶は怪しくなると、不思議にも他の記憶の芋づるを混ぜたくなる。マイカーのカギの芋づるたどりが面倒になると、無意識のうちに他の面倒の少ない芋づるが混じって、方向転換しているのかもしれません。

別の記憶を思い出すためには、別の記憶の芋づるをたどることになります。急な方向転換です。芋づるたどりも迷います。迷えば簡単な自宅の電話番号や住所も思い出せない。でも、芋づるたどりの方向を元に戻せばすぐに思い出せる。

「失せ物のありかを思い出すためには原点に戻れ」と言います。もう一度1階から2階へと階段を上がる。その途中で、記憶の芋づるのもつれも整理される。そしてマイカーのカギの場所を思い出す。

「度忘れ」の正体は意外なところにあるものです。

ここまでわかれば、手間暇を惜しむなかれ。せいぜい頑張って、思い出しの努力をしてください。その努力があれば、面倒病も克服できるし、そこから思考・行動の幅も広がる。

かくして認知症予防も可能になる。そして健康長寿も手に入ります。

「はじめに」でお伝えしましたが、意欲低下（面倒くさい）は、認知症の初期にも進行期にも見られます。脳血管性認知症の70％、アルツハイマー型認知症の50％以上に現れるといいますから、かなり高率。

その高率の影響は、当然「その前」にも現れます。しかし、多くの人は、それが「その前」の兆候と気づかない。そのまま見すごします。気がついたときは完全な認知症になっている。

あまりにも哀れな話ではないですか。

認知症のもの忘れと普通のもの忘れ

認知症のもの忘れとは、どんなものなのでしょう。健常人のもの忘れとどう違うのでしょうか。まだ今は「その前」でも認知症に絡むとあれば、記憶力を避けて通ることはできません。

原則的に言うと次のとおりです。

「認知症は全体を忘れ、健常人は一部を忘れる」となります。

ちょっと抽象的で意味がはっきりしませんね。

わかりやすく言うと、こんな調子です。

「認知症では食事をしたこと自体を忘れ、健常人は食事をしたことは覚えているが、おかず（副食）が何だったか忘れる」となります。

「明日午前9時に東京駅で会おうね」との約束で、健常人は「明日」「午前9時」「東京駅」のどれかを忘れます。でも約束したことは覚えています。

認知症では場所や時刻だけでなく、約束をしたことそのものを忘れます。

認知症には3大もの忘れがあります。

「同じ話や質問をくり返す」

「置き忘れ・しまい忘れ」

「あれこれ症候群」

の3つです。

この3つのもの忘れは、40～50歳でもよくあります。しかし「オレにもついに来たか」ではありません。

認知症のもの忘れには、大きな特徴があります。誤りを指摘されても修正できないのです。

「その話は前にも聞いたよ」と言われると、「いいや、初めてだ」と言い張ります。ついには、「初めてだ」と言い張って、怒り出す。

この「怒り出す」、すなわち易怒性《いどせい》は認知症の特徴、とまで言われます。

誤りを指摘されて、「前にも話したか。これから気をつけるね」と修正できればセーフです。できなければアウト。お気をつけください。

簡単なもの忘れは健常人にもよくあることです。その代表が「名前忘れ」でしょう。ちょっと古い報告になりますが、２０１４年のＮＨＫのアンケート調査によれば、名前忘れ現象を経験した人は85％に及ぶといいます。

85％といえば、「ほとんどの人」ということです。「私もアナタも、僕も君も、オレもお前も、あいつもこいつも。ならば安心」と、安堵したくなります。

いや、いけません。認知症はくせ者です。姿を見せなくても、毒ガスをまき散らして、アナタを認知症へと誘い込むのです。

名前忘れは「あれこれ症候群」の仲間です。そして「あれこれ症候群」は認知症の3大もの忘れのひとつです。

「名前忘れは誰にでもあることだ。だから安心」と、決めつけるのは危険です。この「安心、安堵」が大きな危険なのです。

名前忘れをよく考えてください。名前忘れを経験した人は85％といっても、やはり中高齢者に多く見られ、若い人には少ない現象です。

前にもお話ししましたが、「中高齢者に多く見られ、若い人には少ない」は老化現象であり、「老化は認知症の最大の原因」をあわせれば、名前忘れは認知症の始まりになります。

理由はともかく、名前を忘れられて喜ぶ人はいないでしょう。大政治家の田中角栄氏は名前覚えの名人だったそうです。

講演会のたびに「○○太郎君、元気か。お父さんも健在か」と、名字名前はもちろん、おまけに「家族のことまで心配してくれる」と、参加者は大感激。当然のごとく、多数の票を集めてトップ当選。

名前忘れは損することが多く、なければ得することが多い。

「名前忘れは85％の人に起きる現象だから安心」でなく、警告です。


名前忘れが度重なり、やがて「同じ話や質問をくり返す」や「置き忘れ・しまい忘れ」も起きてくる。おまけに「その話は前にも聞いた」と誤りを指摘されても、「いいや、初めてだ」と言い張る。ついには怒り出す。

こうなれば、完全な認知症です。名前忘れを放置したばっかりに、とんでもない悲劇が起きるのです。

悲劇は困る。あらためて記憶力に迫ってみましょう。

記憶力にはいろいろなタイプがあります。不幸な例では、先天的に顔を覚えられない疾患もあります。「先天性相貌失認症」といい、約2％の割合で存在すると推定されています。

それにしても、記憶力とは不思議な力を持っています。「記憶は興味のあるところのみに生まれる」といっても、興味にはマイナスのものもあればプラスのものもあります。

残念ながら、マイナスの興味のほうが強く記憶に残るようです。つまり、いやな記憶や、失恋などのマイナスの記憶は忘れようとしても、なかなか消えてくれない。

その理由は再び原始のころに戻ります。

原始のころの人間は非常に弱い動物であったと述べました。まるで野獣の「エサ」だったのです。

その超弱い人間が今や生物界の王者です。王者になれた理由は記憶力です。それもマイナスの記憶が、超弱い人間を王者に育てあげたのです。

マイナスの記憶、つまり負の記憶は生命の危険に関連しています。

「あそこにはエサがたくさんあるぞ」はプラスの情報であり正の記憶です。「エサがたくさんあるぞ」は生きる喜びですが、エサがなくてもすぐ死ぬとは限らない。生き残るための記憶ではあるが、直接の生命の危険度は高くありません。

「あそこには腹を減らした野獣がいて、近づくとすぐに食い殺されるぞ」の記憶は、生命の危機に直結する最大の危険情報です。

生命の危険情報を記憶しなければ、生き残るどころか、「死あるのみ」になってしまう。どうしても忘れられない記憶です。いずれにしても、マイナスの記憶は強く脳内に残ります。そして人間は王者になれたのです。

こうした原始のころの生き残り記憶システムが現在にまで残り、失恋の辛い記憶が脳から離れないのです。

最近、車庫入れが下手になった

あなたの周りに、最近、車庫入れが下手になったという人はいませんか。大きな衝突ではないが、マイカーのあちらこちらにこすり跡が見える。コンパウンド（研磨剤）で磨けばすぐに消える程度ですが、問題は衝突の大きさより、その原因です。

大小の区別なく、自動車事故には、見当識《けんとうしき》の低下が絡んでいます。

ブレーキを踏んだつもりがアクセルだった。これも見当識の低下です。いや、見当違いです。

見当識とは「ものごとに見当をつける力」です。その延長線上に、現在の年月や時刻、自分がどこにいるかなど基本的な状況把握があります。

認知症では、見当識は徐々に失われていきます。「徐々に」ですから、「その前」にも見当識低下らしきものが現れることがあります。車庫入れ失敗などが、よい例です。

見当識は、時間の見当識、場所の見当識、人物の見当識に分かれます。

時間の見当識は「今、何時？」から始まって、「今日は何年何月何日何曜日」と続きます。

健常者でも、突然「今日は何年何月何日何曜日か」と尋ねられて、スムーズに答えられないことはあるものです。まして超軽症でも認知症になると、何回もヒントを出さないと、なかなか正解にたどり着けません。

認知症も中程度にまで進むと、現在自分がどこにいるかがわかりにくくなります。

脳にゴミのたまる「その前」だって、散歩の途中で、「あれ、ここはどこだ。この道はたしか駅に出るはずだがな」と迷うことがあります。一時的な見当識の低下です。

認知症も中程度から重症にかかると、人物の見当識低下が現れます。糟糠《そうこう》の妻もわが子もわからなくなります。

そこまでの重症はともかく、「その前」で現れるのが、おなじみの名前忘れでしょう。相手について99％は記憶しているが、名前だけがどうしても思い出せない。

だからといって、全部が見当識の低下と決めつけられません。社会生活の中などでは、多くの人と出会います。ひとりひとりの名前を確実に覚えるのは不可能だし、その必要もありません。

しかし自分にとって必要かつ重要な人の名前は、確実に記憶する習慣をつけましょう。名前忘れは、小さな見当識の低下であり、認知症への道でもあるからです。

こうして考えてゆくと、最後は記憶力に到達してしまいます。見当識低下を防ぐためにも、記憶力アップが必要になります。

記憶力について、こんな報告があります。

アメリカのプリンストン大学でのラットの実験です。ラットの飼育方法を変えて、記憶を司る海馬《かいば》細胞の増え方を調べたのです。

一匹飼育より複数飼育のほうが海馬細胞が増えた。

複数飼育でもオスメス飼育のほうが海馬細胞が増えた。

群れの勝ち組のほうが負け組より海馬細胞が増えた。

とあります。

非常に人間くさい実験です。人間は群がり動物ですから、「ひとり」を嫌います。嫌うとは否定ですから、脳はお休み。だから記憶の脳神経細胞も増えません。

「一匹がダメなら複数飼育にしよう」。これは大当たり。でも記憶の脳神経細胞の増え方が少ない。「では、ただの複数でなく、メスオス飼育にしよう」。これこそ、そのものずばりの大当たり。記憶の脳神経細胞も増えました。

昔々のその昔、教育勅語にもありました。「夫婦相和し」と明記されています。明治天皇はお偉い。夫婦仲良くすれば、必ずよい知恵が浮かびます。お勅語にも実験にも間違いなし。

「面倒くさい」の10の悪影響

「覚えよう。どうしても覚えるぞ」の強い意欲が、記憶し、固定し、思い出す、の記憶の3工程を滑らかにします。

記憶ばかりではありません。出世も金儲けも意欲です。意欲があれば、目のつけどころが違ってきます。わずかなチャンスも見逃さない。わずかなチャンスが山と積もれば勝負ありです。

「オレは不運だ」「私は幸運の女神に見放された」と嘆く前に、欲張りになりましょう。「面倒くさい」の言葉がたびたび口をつくようになったら、欲張りになりましょう。

欲張りになると、アナタを取り巻く世界が明るく変わります。

今後とも、胸を張って、大威張りで、「私は欲張りよ」と叫んでください。**ともかく「面倒くさい」は豪腕です。分別盛りの40〜50歳の壮年者を、ダメオヤジ、ダメオバサンに変身させる力があるのですから。**いや、ダメオヤジやダメオバサンに変身させるくらいはお茶の子さいさい。地獄病の認知症に引きずり込むことさえも容易です。38〜39ページに「面倒くさい」の10の悪影響を並べてみました。

こうしてみると、「面倒くさい」には何ひとつよいことがありません。にもかかわらず、ほとんどの人は「面倒くさい」を軽視します。そして気づいたときには時すでに遅しで、脳のゴミがたまり認知症を悪化させている。残念ですね、無念ですね。

脳内ホルモンと「欲」が意欲低下に効く

面倒くさい（医学的には意欲低下）は、脳細胞の障害により、意識・活力・欲求・行動などの、生きるための活動が低下したことが原因だと言われています。

6　「面倒くさい」は仲間づくりが下手になる

・社会性の欠落から認知症へ

7　「面倒くさい」から考えなくなる

・思考力の低下から認知症へ

8　「面倒くさい」は運動量が減る

・運動量の減少から生活習慣病が悪化

9　「面倒くさい」は遂行能力を低下させる

・やろうと考えたことができない焦燥感
・何もしないでいると認知症へ。時には暴力行為も

10　「面倒くさい」から見当識低下が始まる

・面倒だからものごとに見当をつけない
・失敗が増えて、自信喪失
・見当識が低下し日常生活困難
・生活圏が狭くなるため認知症が悪化

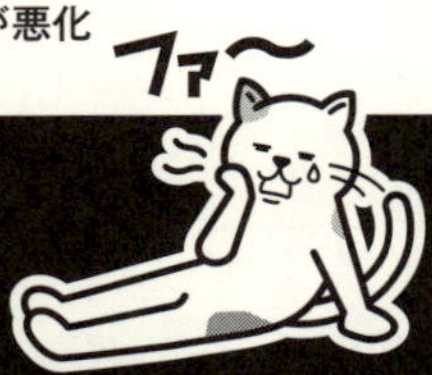

「面倒くさい」の10の悪影響

1 「面倒くさい」は記憶力低下をもたらす

- 本当の記憶力低下と信じ込む
- 記憶の3工程が疎かになり認知症へと進む

2 「面倒くさい」が増えるとうつ傾向になる

- うつ傾向が進むとアミロイドβがたまりやすくなる

3 「面倒くさい」は閉じ込もり症候群の生みの親

- 外出が面倒になると社会性が失われ認知症へ

4 「面倒くさい」から食事もとらなくなる

- エネルギー不足で低体温症へ
- 栄養失調で認知症へ

5 「面倒くさい」で会話が減れば死ぬより辛い孤独に

- 群がり動物の人間は孤独に超弱い
- 孤独が引き起こす2大悪は認知症と短命

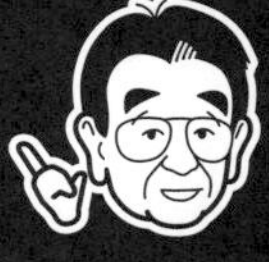

POINT!

面倒くさい（意欲低下）がもの忘れの裏にひそんでいたとは驚きですね。

意識・活力・欲求・行動などの、知的活動を促すものは脳内ホルモンです。

ひと口に脳内ホルモンといっても、多数あります。脳の仕事は多岐に及び、同じように脳内ホルモンの種類も多い。

人間の思考を司る大脳新皮質だけでも、神経伝達物質のやりとりをする場所が、驚くことに2兆も存在しているといいます。2兆といえば日本の人口の約2万倍に相当する数字です。

こうした複雑、無数の神経伝達物質のやりとりで、人間の微妙で繊細な精神活動が可能となっているわけです。

複雑&無数と言われるだけでは、具体的に理解できませんね。そこで、世の賢者は「3つの代表的な脳内ホルモン」を思いつきました。

ここでお断り。正確には多少違いますが、脳内ホルモンと神経伝達物質とは同じと考えてください。代表的な脳内ホルモンとは次の3つです。

◎セロトニン　ポジティブな気分、不安・緊張の軽減、

感情（喜怒哀楽）のコントロール、食欲をコントロール

◎ノルアドレナリン　意欲、活動性、積極性、思考力、集中力

◎ドーパミン　快楽・意欲・食欲・性欲・探求心・動機づけ

この３つのホルモンのバランスでいろいろな知的活動が始まります。

と言われても、相手は脳内ホルモンです。その増減にはこちらの意志が届かないこともあるでしょう。それではお手上げでしょうか。

いいえ、窮すれば通ずで方法がなくはない。

セロトニンを取り上げてみましょう。

セロトニンは脳内ホルモンとしてダントツに有名です。セロトニンは全身的に生み出されています。

小腸で90％、血液中の血小板に８％、脳内ではわずか２％。

この「わずか２％」が重要なのです。脳内ホルモンはわずかな量で大きな結果を生みます。

満腹になると、幸福感が湧いてきます。小腸内では90%のセロトニンが生み出される。そのセロトニンが、脳に駆けつけるわけではありませんが、脳内のセロトニン分泌も呼応するような形で増産に励む。そして「幸福感がふくらむ」と推定されます。

この推定理論はスムーズに流れます。

意欲の低下や面倒くさいは、ちょっと難しくなります。目的の脳内ホルモンの他に、「欲」が大きな影響を与えるからです。

意欲の欲は欲張りの欲です。その欲の中には食欲も入ります。食欲ばかりではない。すべての欲が絡むのです。性欲、知識欲、金銭欲、名誉欲など。

つまり、欲があれば意欲も湧くし、面倒くさいも消えます。

まさに「欲張りは美徳」です。

しかし、欲張りはたいへん嫌われます。「あの人、欲張りよ」。この一言でグループから追い出されることも稀ではありません。

とくに女性は欲張りを嫌います。理由は、ご自分が欲張りだからとも言われています。女性はスーパーの安売りで、1円安いと2キロ歩くといいますからね。

「政治家は欲張りだ。許されない金儲けをする。だから許せない」。でも、その「許されない金」が、ご自分の懐に入るならば許してしまうとしたら、やはりあなたも欲張りなのかな。

余談はさておき、本題に戻りましょう。

よく脳はコンピューターにたとえられます。本当はコンピューターが脳の真似をして作られたのです。

役所、病院、家庭、事務所、学校など、どこにでもコンピューターがあり、そのスイッチがあります。スイッチをオンして、画面が映り、コンピューターが立ち上がり仕事を開始します。

では、脳のコンピューターのスイッチは、どこにあるのでしょうか。

それが「欲」なのです。

「あれが欲しい、これが欲しい」「ああなるといいな、こうなるといいな」。すべて欲です。こうした欲の心が働き、脳のコンピューターのスイッチをオンして、脳が欲を目指して働き出すのです。

どんなに優れた脳でも、スイッチをオンしなければ、力を発揮できません。欲の心があれば、脳は欲を満たすために、いかようにも働きます。でも、認知症が進むと、いくら欲のスイッチをオンしても、脳が反応しなくなります。欲の心が消えるからです。

逆に「認知症を予防しよう」という欲が、強い意志を生み、「予防しよう」の欲を完成させ健脳効果も上がります。

やはり、欲張りは美徳なのです。無欲は認知症につながりやすい。

部下の「やる気」をひき出した秀吉の策

残念無念ばかりでは、話が前に進みません。面倒くさい退治に挑戦しましょう。

面倒くさいと脳内ホルモンの関係は、簡単ですが前にお話ししました。ここでは喜怒哀楽という感情の流れからの面倒くさい退治を考えます。

「人間は感情の動物」と言われます。「女性の涙は剣より強し」で男性はころりと参ってしまう。

「男涙は見せないものよ」と言いながらも、日本男児は試合に勝っても負けても、よく泣きます。「泣く」が感情表現のひとつだからでしょう。

いやはや、笑ったり泣いたり、怒ったり喜んだりと、非常に忙しい。忙しいだけに、感情に慣れっこになりやすい。

しかし、慣れているわりに、喜怒哀楽の使い方が下手のようです。下手をとおり越して、喜怒哀楽に支配されているようにも見受けられます。

たとえば泣く。泣くことが大きなストレス解消法と知る人は少なくないでしょう。

一方、喜怒哀楽の怒が、脳内ホルモンのノルアドレナリンの分泌を促し、やる気の原料と知る人は少ない。

もっとも中高齢者になると、「感情の荒廃」という現象も現れます。理由もなく怒ったり泣いたり……。逆に怒りもせず泣きもせず、喜びもせずになったりもします。

感情は自律神経に反映して、すぐに肉体に変化を生じさせます。怒れば血圧もウナギ上り。笑えば免疫力もアップ。一方、感情の荒廃が続くと、自暴自棄になることもあります。

感情の荒廃はゴミを予防する「その前」にとって最大の敵です。理由もなく、突然怒り出したり笑い出したりすれば、社会性を失います。反社会性が高じれば「自分の世界」に閉じこもり、認知症街道をまっしぐらに進みます。

感情の上手なコントロールには、ベースに笑いを設定します。「いつも笑顔の人が怒った」となると、相手はその怒りを真剣に受け止める。

真剣に受け止めてくれたと感じると、怒ったご本人のやる気は十分に表れます。

人間は群がり動物で、社会性に優れた特性を持ちます。だから、相手の受け止め方の反応次第で、こちらのやる気も変わるのです。

相手が真剣に受け止めれば、こちらも十分のやる気を生み出します。逆に相手が真剣に受け止めなければ、やる気も起こらない。

小難しい感情論はさておき、実技編に移りましょう。

やる気を出させるための最良の特効薬はご褒美です。

実例があります。羽柴（のちの豊臣）秀吉の中国大返しです。主君織田信長が明智光秀に討たれたと知り、備中高松城を包囲していたところを一時停戦にし全速力で京都に戻ることを即決断。

秀吉軍は駆けて駆けて駆け続けて、とうとう姫路城に着いたときには、疲れ果てて、息も絶え絶え。とても明智軍との合戦ができる状態ではありません。

そこで秀吉は姫路城の金倉を開けて、予想もできない、桁外れの報奨金をばらまきました。思いもよらぬ大金のご褒美に疲れも吹っ飛び、およそ２００キロを走り抜いた先の京都でも大勝利を生みました。

まだありますよ。米国でのお話です。ある自動車メーカーが「最も疲れを少なくする方法」を懸賞金をつけて全米に求めたのです。医学者、心理学者、政府の面々も莫大な懸賞金を目指して頭を捻る。

解答は足元にありました。「給料アップ」。たったこれだけで、成績は大向上。

群がり動物の人間は、「褒められる。ご褒美をもらう」が「認められた」になっ

て、一歩も二歩も先に進んだような感じがする。気分がよい。その「気分がよい」が面倒くさいを封じ込めるのです。

「褒める」は認知症の治療にも使われます。何かにつけて、「えらい」「素晴らしい」「百点満点」と褒めそやす。

認知症患者さんも褒められれば悪い気がしない。嬉しくなって、介護人のいうことをきく。不潔行動や徘徊《はいかい》、暴言、暴力もやがて消えてゆく。「褒める行為」の実力です。ましてゴミがたまる「その前」では、認知症でないだけに、「褒める効果」はいっそう威力を発揮します。

面倒くさいが多発するようならば、家族の「褒め言葉」が妙薬になります。

最初のうちは、褒める側も、褒められたご当人も照れくさく感じるかもしれません。でも「これでもか、これでもか」と褒め言葉を連発すると、「オレも捨てたものではないな」を実感するようになり、「面倒くさい」が消えてしまいます。

「これこれこうだから、頑張って」の説得よりも、「アナタは偉い、素晴らしい」の褒め言葉のほうが、より効果的です。

脳パワーを存分に発揮させる賢脳5本柱

「面倒くさい」の反対は、やる気であり意欲です。

「やる気や意欲は報酬で決まる」。脳は想像以上に生臭い器官です。とくに「欲」には敏感です。

「数億円が当たる」と聞けば、確率の超低い宝くじを求めて、長い行列を作ります。欲張りは、認知症予防の最強最短の方法です。

しかし、毎日が欲張りでは疲れるでしょう。そこで欲張り以外の道を考えます。

認知症になると脳内にはアミロイドβがたまって、脳神経細胞はドンドン死んでゆく。こんなときの脳内はどうなっているのでしょうか。

これはかなりの難問です。ＣＴ検査やＭＲＩ検査で脳の様子はわかります。他の方法でも、酸素やブドウ糖のたまり具合がわかれば、それなりの予想も立てられます。

でも、脳内ホルモンの働き具合など、細かなことはわかりにくい。わかりにくいからと切り捨てられても困ります。

幸いなことに現在では、電子機器の発達のおかげで、分析技術が急速に発達し、脳内で分泌される脳内物質の働きもそうとうわかってきました。

脳内ホルモンは、脳からの指令のメッセンジャーです。脳内ホルモンメッセンジャーは脳の動き、つまり心の動きを肉体や臓器・器官に伝える役目を持ちます。

脳の働きには、喜怒哀楽のような感情も加わりますから超複雑です。とても一種類の脳内ホルモンではさばき切れない場合もある。こうしたときは数種類の脳内ホルモンがグループになって働きます。

脳内ホルモンの働きは複雑で難しすぎるので、ここでは、代表的なものを挙げておきます。

◎甲状腺刺激ホルモン放出ホルモン

やる気を起こす意欲の素となるような作用

◎性腺刺激ホルモン放出ホルモン
性の根源になるような作用
◎ドーパミン、ノルアドレナリン（米名ノルエピネフリン）
覚醒、快感を誘う作用
◎エンケファリン、β-エンドルフィン
痛みをスパッと止め、同時に快感を誘う麻薬そっくりの作用

これらの脳内ホルモンがそれぞれの目的にグループ的に働きかけたり、それぞれがバラバラになったりして働きかけます。

これで脳内ホルモンは卒業か。いいえ違います。脳内ホルモンにも、その力を十分に発揮できる舞台が必要です。

その舞台が賢脳5本柱です。脳内には、脳を健康的に働かせる重要な部分があります。私流の命名ですが、「賢脳5本柱」。脳パワーを存分に発揮させる舞台です。

1 好き嫌いの扁桃核《へんとうかく》
2 知恵の前頭葉《ぜんとうよう》
3 記憶の海馬《かいば》
4 やる気の側坐核《そくざかく》
5 欲の視床下部《ししょうかぶ》

5本の柱の働きぶりを具体的に見てみましょう。

まずは仕事開始です。

仕事を目の前にして、「この仕事は好きか嫌いか」を、好き嫌いの扁桃核が判定します。

好き信号が出れば、その情報はすんなりと前頭葉に転送されて大歓迎。おまけに多くの知恵までプラスされます。

知恵たっぷりの情報に、記憶の海馬、やる気の側坐核、欲の視床下部まで加わるから、たっぷりが2倍になって、難しい仕事もスムーズにこなせる。

業績も上がり、上司もご満悦。そしてアナタは注目の的になる。昇格・昇給は目の前です。

反対に、嫌い信号が出れば、さあたいへん。仕事ですから、「いやだからやらないよ」とはゆきません。

そこで知性、理性の場である前頭葉が活躍します。義務、責任感、打算などの説得に次ぐ説得。やっと勇気づけられてというと聞こえはよいが、実は「仕事のため、家族のため、出世のため」などの金縛り状態にされて、仕事に向かうのです。

もちろん記憶の海馬、やる気の側坐核、欲の視床下部も参加しますが、出発点の好き嫌いを判定した扁桃核のつまずきの影響は大きい。嫌いを押して参加しても、十分な効果が発揮できないのです。

効果不十分のままですから、いやいやながらの出勤になる。背を丸め、肩を落とし、足取りも重く、まるで屠所《としょ》の羊の歩みです。

月曜日の出勤時に、よく見かけますね。

これでは仕事もうまくゆくはずはない。おまけに「上司」とは「常視」でもあります。やる気のないアナタをしっかり視ているのです。

「あいつはやる気がない」と、口に出さなくても心に残る。かくしてアナタの昇格・昇級は遠のきます。


近ごろのテレビの解説者はよく、「自分にあった仕事を探せ」と言います。と言われても、「自分にあった仕事」に出会うのは超難しい。よほどのラッキーチャンスでもない限り、無理かもしれない。「自分にあった仕事」の夢物語が始まります。

「自分にあった仕事」でないからといって、自分を仕事にあわせる努力をせず退職・転職をくり返せば、転職スパイラルに落ち込む可能性もあるでしょう。

それでもテレビでは、転職成功者を取り上げた番組を放映することがあります。

なぜ、放映するのか。転職成功者が珍しいからです。

テレビは珍しいことが大好きです。イヌが人にかみついても放映されませんが、人がイヌにかみついたとなれば、ニュースです。

珍しいとは確率の低いことを意味します。低確率の夢物語を信じての転職は、あまりにも愚かな選択です。

こんなときにも、働くのが賢脳5本柱です。賢脳5本柱さえしっかりしていれば、アナタは迷うことなく、出世街道を驀進《ばくしん》します。

賢脳5本柱をしっかり働かせるために、何をすればよいのか。

第2章でくわしく述べますが、やはり**最終的には脳循環に行き着きます。「脳血流」「酸素代謝率」「ブドウ糖代謝率」のいずれにもからむのが脳循環です。賢脳5本柱も腹が減っては戦《いくさ》ができないのです。そのためにも「その前」の時期の生活習慣病管理が重要になります。**

どうも年寄りは小言が多くて困ります。苦言はここまで、次に移りましょう。

心の苦痛への妙薬、脳内麻酔剤の出し方

「いやな仕事を好きになる工夫はないのか」も考えましょう。嫌いという感情は大きなストレスです。ストレスは認知症の重要原因でもあります。

「いやな仕事を好きになる方法」は、「いやだ、嫌いだ」を連発することです。できもしない我慢は禁物です。

世の中には我慢強い人もいます。逆に、少しのことにも我慢できない人もいます。両者の差は脳内ホルモンのエンドルフィンと仲間のエンケファリンの分泌の度合いを左右します。

エンドルフィンやエンケファリンは別名「脳内麻酔剤」ともいい、麻薬の王様モルヒネに勝るとも劣らない力を持っています。作用は苦痛を和らげることと、多幸感作りです。

人間は痛みや苦しみにたびたび出会います。原始のころは警察もなければ軍隊もな

い。安全保障は皆無です。ですから、自分で自分の身を守るとなったら数多くの内的、外的な苦痛に出会って苦しんだことでしょう。

そのたびたびに、もだえ苦しむようならば、命がいくつあっても足りません。苦痛は大きなストレスです。ストレスは確実に寿命を縮めます。かくてはならじ、造化の神さまは苦痛よけの妙薬を与えたのです。それがエンドルフィンでありエンケファリンなのです。

エンドルフィンやエンケファリンの分泌が始まると、苦しみも痛みも薄くなるか消えます。苦痛が消えれば愉快になる、楽しくなる。この愉快さ、楽しさゆえにエンドルフィンやエンケファリンは「快感ホルモン・多幸ホルモン」の別名を持つようになったのです。

エンドルフィンやエンケファリンは、苦痛に襲われやすい生身の人間にとって、非常に便利な脳内ホルモンです。

嬉しいことに、エンドルフィンやエンケファリンは麻薬の王様であるモルヒネに負けない力を持っていますが、麻薬ではありません。もちろん習慣性もない、依存性もない。きわめて安全な脳内ホルモンです。

しかし分泌されなければ、あるいは少なければ、役に立ちようもありません。問題は分泌促進です。どうしたら、必要なときに、必要な量を分泌してくれるのでしょうか。

第一条件は、脳に苦痛を認知させることです。前に我慢上手と我慢下手の話をしました。

我慢上手は、大きな痛みのときに訴えます。大きな痛みだから脳も認知して、エンドルフィンやエンケファリンの分泌を促進します。

我慢下手の人は小さな痛みでも、すぐに訴えます。その心は、「これ以上痛んだらたいへんだ」でしょう。でも、これが思わぬ逆効果を生みます。

小さな痛みでは、脳が認知できない。「小さな痛みだから、エンドルフィンやエンケファリン分泌の必要もないだろう」となって、分泌皆無か減少に終わります。

日ごろの空騒ぎで、分泌皆無か減少のコースができあがると、脳はそのまま認知して、痛みが大きくても、分泌促進なしか、あってもわずかですからもちろん苦痛は続きます。苦痛ストレスが増大し続ければ、それだけでも認知症に近づくことになります。

オオカミ少年は、たびたび「オオカミが来た、オオカミが来た」というウソの情報を流します。村人がウソ情報にだまされて、大騒ぎする様子が楽しかったのでしょう。

しかし、本当にオオカミが来たときには、誰も信用してくれない、というオオカミ少年のお話と同じですね。


我慢下手の人が小さな痛みで騒ぎ立てる心は、「オレは痛いんだ。注目してくれ、声をかけてくれ」の心です。つまり、優しい心配りが欲しいのです。

こんなとき、協力してくれるのが家族であり仲間です。

人間は群がり動物です。群れなければ、不安いっぱいで、安全で健康的な生活は無理なのです。家族作り、仲間作りに働くのが、気配りです。

「オレは自由だ」とひとり社会の住民になると、群れから離れます。そして孤独から認知症へと進みます。

それにしても「一匹オオカミ」の末路は哀れです。生理学の教科書によれば、「一匹オオカミの末路は凶暴になるか、狂死する」とあります。

ところで日本人は「痛みを我慢することが美徳」と教えられてきました。でも本当に大きな苦痛の場合は、脳に苦痛を認知させるために、何度でも訴えましょう。脳が苦痛を認知すれば、エンドルフィンやエンケファリン分泌の応援隊が駆けつけてくれます。

こうしてストレスを減らし、来るべき楽しく豊かな余生に備えるのです。

本章では、「面倒くさい」の危険信号に気づいていただけたと思います。次章では、脳のゴミを追い出す脳循環について、その働きがどのくらい重要か、どうしたら高められるかについて基本の基本をお話ししましょう。

第 2 章

脳のゴミをとる
脳循環をアップさせる習慣

脳循環は30歳前後に低下し始める

脳が必要とする物質の補給のすべては、脳循環が受け持っています。

脳循環と記憶、さらには認知症との関係は実に深いのです。東北大学加齢医学研究所の報告にも、脳循環不良が認知症に深く絡むとあります。

度忘れくらいしか兆候のない「その前」の時点でも、症状が現れないだけで、脳循環は低下傾向にあると思われます。

「思われる」だけでは信用できないと言われる方は、岡山大学名誉教授の小川紀雄教授が書かれた『内科医のための臨床痴呆学』の「加齢により低下する3つのカーブ」をご覧ください（64～65ページの図）。

脳血流、酸素代謝率、ブドウ糖代謝率の3つのカーブが20歳後半から30歳前半にかけて、見事に低下するのがわかります。

脳血流、酸素代謝率、ブドウ糖代謝率のいずれも、脳の知的活動に欠かせないものです。この3つのカーブが低下すれば、いかに優秀な脳でも衰えます。燃料なしで自動車を走らせるような具合なのですから。

ここでのポイントは、脳循環の重要性です。3つのカーブをまかなうものこそ脳循環です。脳循環が低下すれば、3つのカーブは年齢以上に老化して、認知症へ直行するのです。

脳循環の重要性については日本医師会も警告を発しています。日本医師会雑誌の『老年期痴呆診療マニュアル』にも、認知症の基礎疾患の御三家は「高血圧」「脳血管障害」「心臓疾患」と記載されています。

最近では「糖尿病」も加わるため、御三家は四天王に昇格しましたが。**この四天王をよく見ると、すべてが血管系の疾患、もしくは血管・血流に悪影響をもたらす疾患です。**

血管・血流に悪影響をもたらし、脳循環を低下させ、脳を栄養失調状態に追い込むのです。栄養失調状態に追い込まれた脳は哀れです。認知症へ直行する以外に道がな

ブドウ糖代謝率

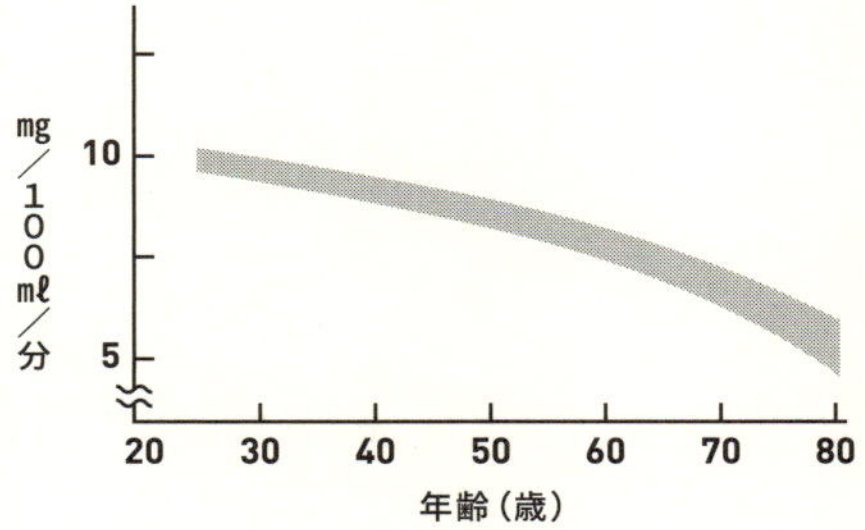

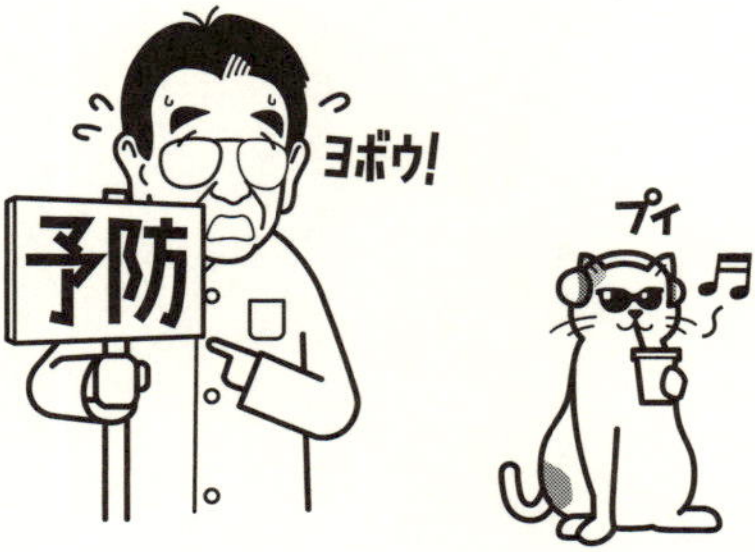

出典『内科医のための臨床痴呆学』小川紀雄（医学書院）

加齢によって下がる3つのカーブ

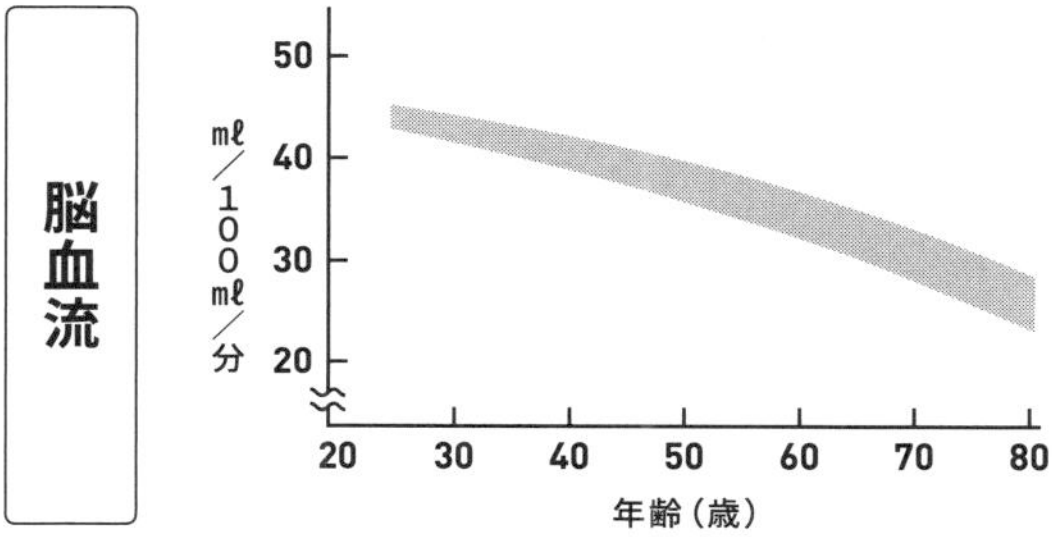

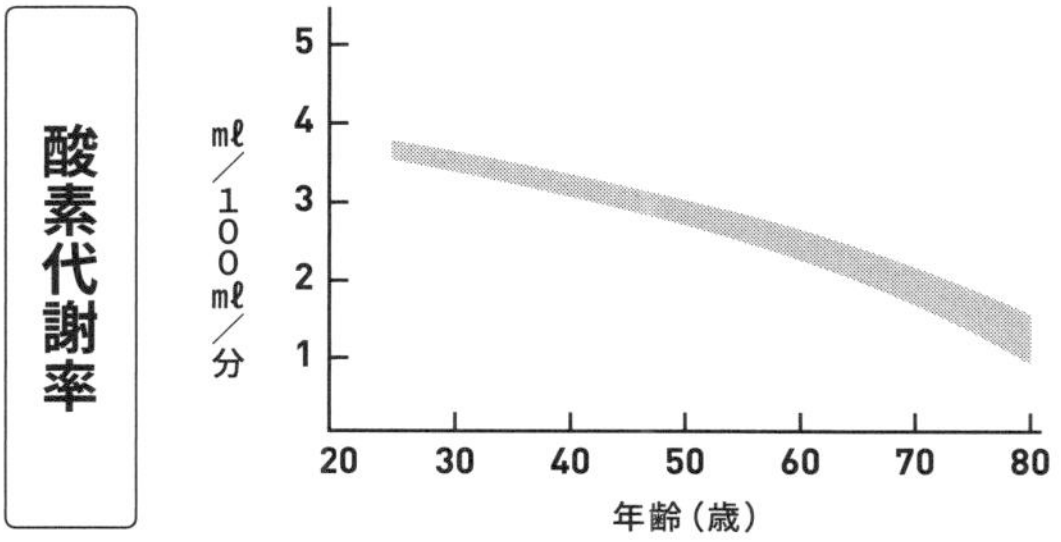

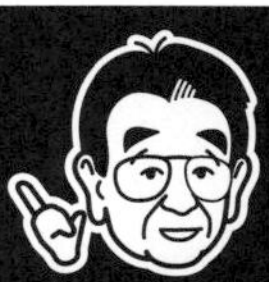

POINT!

ゴミをためない勝利のカギは
「脳循環」なのに現実はキビシイ！

くなるからです。

四天王に数えられる糖尿病も、血液中のインスリン濃度が高くなり、アミロイドβがたまりやすくなります。また、糖尿病のもたらす動脈硬化も忘れてはなりません。

戦いの勝敗は、補給によって決まるといいます。補給が多ければ勝利の確率が高くなる。逆に補給が途絶えれば、兵士がいかに力戦奮闘しても、敗戦の色が濃くなる。「その前」戦争も認知症戦争も同じです。勝利のカギは脳循環にあります。

ノーベル賞を生み出す超優れものの脳細胞でも、腹が減っては戦ができないのです。

酸素の補給の面から見ても、脳細胞は酸欠に超弱い。わずか20秒の酸欠で参ってしまいます。参ってしまえば、もちろん記憶力をはじめとした知的機能は大幅にダウンです。

こうした窮状を救うものこそ、酸素や栄養分をたっぷりふくんだ血液の脳循環です。これにより、老いた脳細胞も奮起します。そして、「その前」ならば「賢脳」というご褒美つきで無事通過。認知症も近寄れません。

すべての臓器の循環の主役が毛細血管

血液循環は超重要ですが、問題は血液の通り道の血管が、健康な「管」としての性能をしっかりと維持していないと、酸素やブドウ糖、栄養分たっぷりの血液も必要としている目的地に届きません。

つまり循環の第二の問題は血管の確保と血管の機能維持です。

ところで、「1：2：600〜800」という数字をご存じでしょうか。

銀行やコンピューターの暗証番号ではありません。

意味は、血管の断面積の総和に関する数字です。

動脈の断面積の総和を1とすると、

静脈は2

毛細血管は600〜800

になります。

そもそも血管は、動脈、静脈、毛細血管の3種類に分けられます。

それぞれの血管の断面積の総和を調べてみると、「1：2：600〜800」となります。数字を比較してみれば一目瞭然、**全身の血液循環のほとんどは、毛細血管がまかなっていることがよくわかります。**

確かに動脈は太い。心臓近くの大動脈は直径が約3センチメートルもあります。でも数が少ない。少なければ循環に不足が生じます。つまり太い動脈だけでは、循環は無理なのです。

にもかかわらず、毛細血管の重要性を知る人は非常に少ない。

毛細血管の勉強を少ししておきましょう。

毛細血管は、その名のとおり、毛のように細い。実際には毛よりずっと細く、直径は8〜20ミクロン。1ミクロンは1マイクロメートルなので0・000001メートル。ミリにすると0・001ミリです。

と言われても、想像もできませんね。毛細血管を約100本並べてやっと1ミリ。

これならばイメージがわくでしょう。

約100本並べてやっと1ミリの太さとは、赤血球が1個か2個並んで、やっと通れるくらいの細さです。

さらに、直径が細ければ壁も薄い。毛細血管の壁は1ミクロン程度の1枚の膜状になっています。

ここでもう少しくわしく毛細血管を見ることにしましょう。

毛細血管の壁は、一般の血管のいちばん内側に位置する「内皮《ないひ》細胞」と呼ばれる細胞の膜です。1枚の膜状ですがこの内皮細胞がつぎはぎのようにつながって、毛細血管という超細い管を作っているのです。

その様子は、医学書の言葉を借りれば、こんな具合になります。

「1個の内皮細胞の端が長い舌のように伸びて、互いに絡み合うような格好で、隣の内皮細胞とくっついている」

くっついているといっても、つぎはぎです。つぎはぎには隙間がある。よくよく調べてみると、約150オングストロームくらいの隙間があいている。ちなみに、1オングストロームとは1億分の1センチです。つまり毛細血管は何から何まで超小型なのです。

話を戻します。約150オングストロームくらいの超細い隙間こそ、毛細血管の一大特徴なのです。この超細い隙間をかいくぐって、栄養分や酸素が運び込まれ、老廃物や炭酸ガスなどを取り出しているからです。

たとえば肝臓。肝臓は下大動脈から枝分かれした血管で血液補給されています。でも、枝分かれした血管と肝臓のあいだには蛇口もジャックもあるわけではありません。下大動脈から枝分かれした血管がさらに分かれ、最終的には毛細血管となって、肝臓の組織内に入っています。つまり毛細血管が肝臓の血液循環を賄っているのです。

この毛細血管システムは他の臓器や器官でも同じ。脳も同じです。

しかし毛細血管の隙間説にも異論があります。「隙間でなく、内皮細胞本体を通り抜けているのだ」という説もありますが、現在のところでは、隙間説が主流です。

脳のゴミは睡眠中に押し流される

脳内にアミロイドβがたまり、アルツハイマー型認知症が発生します。

アミロイドβは老廃物であり、老廃物は脳循環によって押し流される運命にあります。

にもかかわらずアミロイドβはたまり続け、多くのアルツハイマー型認知症が発生しています（103ページの図）。

そこで、脳循環とアミロイドβの押し流しの関係を考えてみましょう。

米国ロチェスター大学メディカルセンターの研究チームは、睡眠中の脳の容積と脳循環を、特殊な装置を使って調べました。

ここからは話がちょっと難しくなりますから、秋田大学教授の三島和夫部長のお知恵を拝借して、話を進めます。

脳内の細胞には大きく分けて、二通りあります。脳神経細胞とグリア細胞。脳神経細胞はご存じでしょう。聞き慣れないのがグリア細胞です。

グリア細胞は神経細胞の栄養補給などの役割を担っています。そして脳内は、神経細胞とその隙間を埋めるグリア細胞や血管などで、満杯状態なのです。

満杯状態では、血管も押しつぶされるようになって、脳循環もスムーズに流れない。血管は枝分かれをくり返し細くなり、ついには毛細血管になります。重要なことは、毛細血管の細さばかりでなく、毛細血管の壁の構造です。

毛細血管の壁は厚さ1ミクロン程度の一枚の内皮細胞という膜です。しかも内皮細胞はつぎはぎのようにつながっていると前項で述べました。

この「つぎはぎ」が重要なのです。つぎはぎには隙間があります。この隙間から栄養分や酸素が出たり、老廃物や炭酸ガスなどの取り入れが行われます。

つまり毛細血管が脳循環を形成し、アミロイドβを免疫の力で分解して、押し流しているのです。

ところが毛細血管は超細い血管です。脳内が満杯状態になるとすぐに押しつぶされる。完全には押しつぶされなくても、流れは低下します。低下すれば、アミロイドβ

はたまり放題になる。毛細血管の中には「ゴースト血管」と呼ばれ、消失したり完全閉鎖したりするものもあります（ゴースト血管については78ページ以降でもっとくわしくお話しします）。

ここで睡眠が登場します。

驚くことに、睡眠中にグリア細胞が縮むというのです。グリア細胞が縮めば、隙ができる。縮んだ結果、脳神経細胞の周囲に「大きな隙間」ができます。毛細血管の血流は、この隙間を伝って脳の細部に入り込む。そしてアミロイドβを押し流してくれるのです。

この間、免疫も活躍します。アミロイドβという生体の敵に対して、猛烈果敢に挑戦する。かくてアミロイドβは全滅。人類は認知症から救われる。とはいかないのが浮き世の常です。

浮き世の常であろうがなかろうが、隙間の存在は素晴らしい。しかし、隙間の働きは、良質の睡眠があってこそ生まれます。良質な睡眠がなければ、アミロイドβ除去も難しいと言えます。

毛利元就の「定刻起床」が良質な睡眠のコツ

最近、わが国では老いも若きも、良質の睡眠が不足しています。

老いの睡眠障害は、入眠困難であったり、途中覚醒であったり、早朝覚醒だったりします。

若きの睡眠障害は夜更かし族です。わが国は世界でも珍しいほどの超照明国家です。宇宙から見ると、明るい照明が目立つそうです。明るい照明があるから犯罪が少ない。夜間に女性のひとり散歩も可能です。

かくして、夜更かしの大増加。24時間テレビもあれば終夜営業のコンビニもある。夜更かし族が増えるのも道理です。24時間営業が増えれば、一般の人も活動時間が長くなる。狙わずして経済大国の誕生です。

経済大国大歓迎。でも、良質の睡眠の不足は困ります。良質の睡眠の不足が続けば、認知症が増えるからです。

ならば、良質の睡眠を得る方法を考えましょう。

良質の睡眠を得る方法は、多くの研究者や学者が研究しています。それらの賢者のご意見をまとめると、「定刻起床」に行き着きます。

定刻起床の効果は偉大です。長州藩の藩祖毛利元就《もとなり》は、定刻起床の元祖らしい。NHK－BSの「偉人たちの健康診断」は高視聴率番組です。番組の中で、毛利元就が取り上げられました。

毛利元就の日課には「朝起きたら、朝日を拝み、念仏を10回唱える」がありました。腕時計や目覚まし時計もなかった時代です。「朝起きたら、朝日を拝み」は定刻起床を意味します。

「朝日を拝み、念仏を10回唱える」には、時間的に考えても、朝日を十分に浴びることであり、メラトニンとの決別です。

メラトニンは睡眠物質であり、光量と反比例の関係にあります。

朝日を拝むと、太陽光線をいっぱい浴びます。光量と反比例の関係にあるメラトニンは減少して、爽やかな目覚めが入手できます。

爽やかな目覚めは、健康な生活リズム（または活動リズム）を生み出します。

われわれ生物の99％はリズムで生活しているのです。24時間リズムあり、四季というリズムあり、世紀というリズムもあります。

健康も、栄達出世にも、毎日の生活リズムが深く関与しています。

生活リズムには自律神経が深く関係します。昼間の活動期には緊張の交感神経は優位になり、夜間の睡眠時は休息の副交感神経が優位になります。

世に名をなした成功者は、この生活リズムを上手に利用して活躍度を高めて、目的を達成したのでしょう。社会の成功者は生活リズムの成功者です。

生活リズムが高位になれば、心身の活動度は高まります。

われわれも負けてはいられません。毛利元就のように、定刻起床から高いレベルの生活リズムを得て、栄達出世をわがものにしましょう。認知症など蹴散らすのです。

前の晩、何時に床に入っても、定刻に起床する。「それじゃ、寝不足になる」とこぼしても定刻起床。何があっても定刻起床です。

定刻起床を続けると、前出のように、生体の自動調節機能が働いて、知らぬ間に良質な睡眠が生まれます。

良質な睡眠といっても、長時間寝ればよいとは限りません。長時間に過ぎる睡眠ではだらだら睡眠となり、眠りが浅くなって、良質な睡眠を逃してしまいます。

逆に超短時間睡眠では、浅くなったり深くなったり睡眠リズムが狂い、良質な睡眠を得られません。

理想的な睡眠時間は、6～7時間と言われています。この数字は世界各国共通で、民族、風習、風土が違っても、6～7時間睡眠が最良だそうです。

ゴミがたまり出す「その前」の時期には、とくに良質な睡眠が必要です。良質な睡眠で、認知症の芽を蹴散らし、たまりかけたアミロイドβを消し去るのです。

「果報は寝て待て」というではありませんか。

もっと睡眠を大事に思えるよう、その効果をもう少し述べましょう。

発想に苦しんだとき、一晩ぐっすり眠ると、翌朝ひらめきがある。これは「レミニセンス効果」といい、それを証明する実験もあります。ドイツのリューベック大学からの報告です。良質の睡眠をとった人は、不良睡眠の3倍近くも記憶力を上げていました。

ゴースト血管を生む生活とは?

毛細血管には、ゴースト現象なるものがあります。すなわちゴースト血管。ゴースト血管とは血管が消えるのです。あるものが消える、幽霊のように。そこで、「ゴースト血管」と呼ばれるようになったのです。

正しくは「動脈から静脈をつなぐ毛細血管の一部が消失(ゴースト化)する」ことを指します。

ゴースト血管が起これば血管が消えるのだから、循環も不調になる。脳内にゴースト血管が現れれば、再々話すように脳は栄養失調になって、認知症が始まります。

血管研究の権威である大阪大学微生物病研究所の高倉伸幸教授はゴースト血管をこう解説します。

「毛細血管が加齢などによって血管構造が破綻し、血管の途中で血液成分が漏れる。漏れるようになれば、血液が末端まで届かなくなる。この状態が続くと、毛細血管自体がボロボロになり、最終的に消失してしまう。これがゴースト血管の悲劇だ」

前にもお話ししましたが、毛細血管は超細いが数が多い。数の多さで全循環量の95〜99％を賄っているとまで言われています。

その毛細血管がゴースト化すればたいへんです。その被害は全身的なもので、脳にも及ぶ、美肌にも及びます。

アルツハイマー型認知症では、健常者と比べて、毛細血管の数が約30％も少ないという報告もあります。

脳循環が3割ダウン。聞いただけでも身の毛がよだちます。脳の知的活動は脳循環が支えているのです。その循環が3割ダウンでは、アミロイドβもたまりやすくなり、認知症地獄へまっしぐらになるでしょう。

この事実は愛媛大学医学部附属病院抗加齢・予防医療センターからも報告されています。

ゴースト血管の悲劇はまだ続きます。

「50代以降の顔の毛細血管の数は、10～40代と比べ4割も減少する。たとえば、目じりの毛細血管は、70代ならば30代のおよそ半分になる。そのため、シワやたるみが発生する原因になる」という研究もあります。

毛細血管と老化に関して、慶應義塾大学医学部の百寿総合研究センターも長寿と毛細血管の関係について研究・調査を始めているそうです。

では、ゴースト血管の原因を調べてみましょう。原因がわかれば、予防策も立てられます。

ゴースト血管の発生は、加齢も重要な原因のひとつです。その他に、生活習慣の乱れが大きく影響します。生活行動的な運動不足、糖分や脂肪分の過剰摂取などの偏っ

た食生活、ストレス、過剰に浴びた紫外線も原因になります。

また、**毛細血管は睡眠中に疲労回復&修復されるので、良質な睡眠も必要です。**40歳ごろは多忙のためか、睡眠時間が短くなりがちです。睡眠時間が短くなれば睡眠中の毛細血管修復作業が不足します。

その結果、毛細血管はゴースト化して消え去り、脳への栄養補給も困難になる。脳は栄養失調で認知症。嬉しくありませんね。

とくに40歳を超えたら、毎日の生活を健康的にすごしましょう。

まとめてみると、脳を含めた全身の循環のほとんどが毛細血管の働きです。循環強化とか血管保護の本意は、すなわち毛細血管強化であり保護です。

ここまで話が及べば、毛細血管強化を考える必要があります。鍛え方は後述します。もともと毛細血管は超細く、おまけに超もろい。ですから、血管に支障をもたらす生活習慣病には厳重注意です。

40歳を超えるころになると、そろそろ老化のかげりが現れ始めます。老化のかげりの始まりが生活習慣病なのです。若さをキープするためにも、**毛細血管を傷つける生活習慣病の管理はマストです。生活習慣病には毛細血管を確実に傷つける魔力があります。**

脳も体も蘇る 海女さん式深呼吸

血液に溶けて栄養となるブドウ糖も酸素も脳内に届きます。ここでは酸欠の影響を見てみましょう。

呼吸とは酸素と二酸化炭素（CO_2）とのガス交換です。そして脳は酸欠に超弱い器官です。逆に豊富な酸素があれば、かなりくたびれた脳でも蘇ります。ぜひとも脳を蘇らせたい。もう少しくわしく呼吸を見ることにしましょう。

呼吸は外呼吸と内呼吸に分かれます。

外呼吸とはいつもみなさんが行っている肺呼吸です。多くの動物は外界から酸素を取り入れ、体内で消費して、二酸化炭素（CO_2）を放出します。

外呼吸の他に、内呼吸または細胞呼吸と呼ばれるものもあります。あの小さく細かい細胞も酸素を取り入れ、二酸化炭素を放出する呼吸をしているのです。

もちろん細胞呼吸では酸素や二酸化炭素の気体が移動するのではなく、血液中に溶けた状態で移動します。

なぜ、ここで呼吸を持ち出すのか。脳は非常に酸欠に弱く、脳の酸欠が「その前」にも認知症にも大きく影響するからです。

何ごとによらず、弱点を強化することが、最良の方法です。

脳の弱点は、酸素の欠乏です。並はずれ、桁はずれの弱さです。

脳細胞はたった20秒の酸欠で参ってしまう。驚きですね。

ここで脳酸欠について、脳外科医の言葉が登場します。

「心停止から3分以上経過してしまうと、酸欠のために救命効果は危機的なものになる。5分経過で50％程度と、1秒ごとに救命率は下がっていく。

脳には、酸素の備蓄機能がない。酸素補給が途絶えると、脳神経細胞は20秒前後で酸欠になる。しかも代用機能もない」と。

いやはや、酸欠への弱さは、驚き以上です。

心停止とは、どんな状態になるのでしょうか。

酸素やブドウ糖をはじめ多くの栄養物質、各種の生理活性物質などの全部が、血液に溶けて全身を循環する。

心停止で循環が止まれば、酸素はもちろん、その他のすべての必要物質が、脳にもどこにも届かなくなる。

こうなると記憶力低下どころの騒ぎではない。生命があぶない、死あるのみになってしまいます。

心臓ポンプの完全停止は論外としても、循環機能の低下は40歳ごろから始まります。「オレも年かな」と感じるのは、循環機能の低下の兆候とも言えるでしょう。

年を取ると、坂を上るにも、階段を上るにも、心臓の鼓動は高まり、息切れも増える。心臓ポンプの機能低下の証拠です。

こんなとき、驚くほど役立つのが深呼吸です。ものは試しで、坂を上るときでも、階段を上るときでも、一歩ごとに大きな呼吸、すなわち深呼吸をくり返す。するとウソのように、坂も階段もラクになります。足や各部の筋肉に十分な酸素が補給されるからです。

結婚式などのスピーチ前には、いわゆる「あがる」がありますね。喉はカラカラ、心臓ドキドキの超興奮状態。交感神経が過剰緊張した結果です。こうした交感神経の過剰緊張も、脳の酸欠につながります。

軽度であっても脳が酸欠になると、正常の記憶力も判断力も低下し、祝辞は間違えるし、ご本人は大あわて。そして、「あがる」はさらに増します。

この妙薬も深呼吸です。深呼吸を数回くり返す。でもご用心。「あがる」を鎮める深呼吸は、交感神経の異常興奮をなだめるように、鎮静化するそれが必要になります。

そのためには、交感神経の反対の、副交感神経を優位にする深呼吸が必要になります。

そこで吐く息を、吸う息の2倍、3倍もの時間をかけて、ゆっくりゆっくり吐きます。

唇にもひと工夫が必要です。口笛を吹くような形にして、息を吐きます。

この口笛方式は潜水を職業としている海女《あま》さんたちも実行しているとか。また、呼吸困難を主訴とする肺気腫の呼吸リハビリにも応用されています。

海女さん式深呼吸を数回くり返して、副交感神経が優位になり、血管は広がり、同時に大量の酸素の補給がされる。脳の酸欠は救われ、正常の判断力や記憶力、思考力が戻ります。そして立派な祝辞に拍手万雷。

脳の軽度の酸欠は、「あがる」を「あわてる」に変化させます。「あわてる」の回数が増えれば、脳の酸欠は進行して大疲労。度重なれば、なす術《すべ》もなく認知症へと進みます。

声楽家のような
よい姿勢でよい呼吸を

呼吸と言えば姿勢です。

よい姿勢では胸郭が自動的に広がります。胸郭が広がれば、労せずして、大量の酸素の取り入れも可能になる。肺から取り入れた酸素は循環に乗って脳に届く。酸欠に弱い脳にとって、豊富な酸素到来は宝船以上の価値があります。

宝船到来は、声にも現れます。

脳は言葉を作り、言葉は脳を変えます。

言葉は脳の叫びです。そして言葉は声によって、姿を現します。

驚くなかれ、脳の働き具合と声の勢いは直結しているのです。

若い人は元気な声で話します。高齢者は弱々しい声で話します。また、声の勢いが弱まれば、脳力も体力も低下します。逆に脳力が低下すれば、声の勢いも弱まります。

学生時代、内科の教授が、

「診察する前に、患者さんと話して、声を聞きなさい。声の勢いで病状をつかむ訓練が重要です」と言われました。

当時はそれだけの経験もなければ能力もない。

最近、やっと理解することができるようになりました。教授に感謝、感謝です。

声を聞いただけで、老化の工程のどこに位置するかが判定できるのです。

群がり動物である人間は仲間が必要です。よき仲間はよき群れを作る。元気な声で話せば元気な仲間が集まる。そして群れは栄えます。

元気な仲間が集まれば社会性が保たれ、認知症も減るでしょう。

声の元気さは、呼吸の呼気が大いに関係します。息を吐く。この呼気が声帯を振動させる。その振動が音になり声になるのです。

そして強く息を吐けば、声帯が大きく振動して、元気な声が得られます。強く息を吐くためには、大きな肺活量が必要です。

声楽家の体形を思い浮かべてください。ほとんどの声楽家は広い胸郭の持ち主です。そうです。元気な声を得るためには、空気の入れ物である、大きな胸郭が必要なのです。そのためにも、姿勢をよくしましょう。

胸郭の広がるよい姿勢を作ろう。簡単ですよ。

まず自然体で直立します。そして、体重を軽くつま先にかける。たったこれだけです。

体重がつま先にかかると、膝が伸び、骨盤がやや前傾になり姿勢も安定します。背骨全体も生理的湾曲を正しく維持できる。その背骨が頭部を正しい位置で受け止める。

頭部が正しい位置に納まれば、脳循環も格段に向上します。頸動脈など、脳への血管のコースに抵抗がなくなるからです。

この事実は重要です。姿勢を正して、「ボク、ボケています」と、声高らかに報告する認知症患者を見たことがありません。

逆に重度の認知症も、声がはっきりしてくると症状は好転するようです。

ここでもう一度背骨の生理的湾曲に戻ります。これがちょっとわかりにくい。背骨は体の大黒柱です。だからまっすぐな太い柱か。イヤ、違います。わかりやすく言えば、竹で作ったおもちゃの蛇のようにグニャグニャの柱です。背骨には3つのカーブがあります。頸椎《けいつい》は前方へ、脊椎《せき》は後方へ、腰椎《よう》は前方へ、とカーブしています。

何のためのカーブか。歩くたびのステップショック（歩行からのショック）を、背骨の3つのカーブが和らげているのです。

背骨の生理的湾曲がなく真っ直ぐな柱であったら、歩くたびに、金槌《かなづち》でたたかれるようなショックが頭部に襲いかかる。人類全員がひどい頭痛に悩むことになります。背骨は3つのカーブ（生理的湾曲）を持つ、グニャグニャした柱です。そのグニャグニャ柱も水平な台に載せると、すぐに曲がってつぶれてしまう。つぶれてはたいへん。

そこで、グニャグニャ柱を大黒柱にするには、3つのカーブをそのままに、前後左右から筋肉で固め、なおかつやや前傾した骨盤の上に載せます。

この「３つのカーブをそのままに、前後左右を筋肉で固め、やや前傾した骨盤の上に載せる」で、グニャグニャ柱が大黒柱に昇格するのです。

よい姿勢作り、正しい姿勢作りのコツは、３つのカーブを崩さないことです。

そのために、軽く体重をつま先にかける。このとき、かかとが浮くほど体重をつま先にかけることは厳禁です。かかとが浮きすぎると、姿勢全体が前のめりになって、前方転倒が起こりやすくなります。

理由の如何《いかん》によらず、高齢者の転倒は大事件です。

前方転倒がなくても、前のめり姿勢は、猫背を招きます。猫背が進行すれば、次は老人性亀背《きはい》です。背中が丸くなり、体がふたつに折れたように曲がる。

その結果、胸郭が圧迫されるから、大量の空気を取り込めず、声はさらに弱くなります。

声が弱くなれば、脳パワーも体力も低下して、ボケるか短命に終わります。嬉しくありませんね。

やはり姿勢を正して、元気よく、はっきりした声で話して、老後を元気よく楽しみましょう。

よい姿勢で颯爽と歩く人に人は集まる

よい姿勢で酸素を一杯吸い込んだら、歩く速度を考えましょう。

歩く速度は、脳の働きと、姿勢と、姿勢を支える筋肉の量と質で決まります。


歩行は自動運動です。一歩一歩考えながら足を出す人はいないでしょう。無意識のうちに、足が出て歩きます。

「無意識のうちに足が出る」かが問題なのです。

体は意識していなくても、脳は意識しています。脳が衰えれば、「無意識」も弱まります。だから高齢者は、足をひきずるようにして歩くのです。

くり返しになりますが、群がり動物である人間には、仲間作りが絶対的に必要です。

ここにも「寄らば大樹の陰」の心理が働きます。**姿勢よく颯爽《さっそう》と歩けば、「コイツは頼りになるな。仲間にしてもらおう」の心が働いて、人も集まります。**

逆にヨボヨボ、ヨタヨタ歩きでは、「コイツはダメだ。頼りにならない。それどころか、お荷物になる」となって、人は遠ざかります。

弱者と見なされるからです。弱者と見なされたら、仲間もできないし、社会性を失います。背を丸くしてヨボヨボ、ヨタヨタ歩く姿は認知症そのものです。

「人は見た目」という調査結果も複数あります。姿勢を正し、颯爽と歩く認知症患者さんなんて、見たことがありません。

「よい姿勢は、よりよい第一印象をもたらす」といいます。第一印象がよければ社会が広がります。しっかりとした社会性が維持されれば、認知症のつけ入る隙もなくなります。

「その前」時代から、よい姿勢で認知症を予防しましょう。

第 3 章

なぜ「予防に勝る治療なし」か

認知症はどの段階なら治せるか

２０２５年には、日本で65歳以上の５人にひとりが認知症と言われます。この章では、なぜ予防が認知症への最大の対処法なのか、より理解していただくため、認知症とはどういう病気かについて説明します。

またこの章の最後に、ご自分やご家族が認知症かどうかの見分け方もご紹介します。

医者から言わせると、認知症は非常に変わった疾患です。一般の疾患は、

軽症→中症→重症

の3段階に分けられます。

しかし認知症は難病中の難病です。一般の疾患のような3段階では、とても捌《さば》ききれません。

そこでアメリカでは「超軽症」という考えを始めました。

1990年ごろから提唱された考えに「軽度認知障害（MCI、Mild Cognitive Impairmentの略）」があります。

「軽度認知障害（MCI）」とは、正常と非正常の中間で、認知症が治りにくいので、軽度ならば治る可能性も高まるだろうと思いついたのです。もっとわかりやすく言えば、「老化による生理的なもの忘れの少し進んだ程度のもの」です。

そこでまず、「軽症→中症→重症」の3段階をグレードアップして、

超軽症→軽症→中症→重症

の4段階に分けたのです。

日本医師会も負けていません。以前から「軽度認知障害（MCI）」について一言あります。1995年（平成7年）発刊の日本医師会雑誌『老年期痴呆診療マニュアル』には次のように記載されています。

「痴呆とまではいえない程度の知的機能低下は老年者では非常に多く、これが痴呆の裾野を形成している。この中には将来アルツハイマー型痴呆や脳血管性痴呆になる途中の段階のものとか、正常老化に頭を使わないことによる廃用症候群が加わったもの

など、いろいろなものが含まれている。痴呆になってからではなく、この段階でできるだけ痴呆化を防ぐことが大切であり、特に廃用症候群が加わったものでは、頭を使う訓練により知的機能の回復が期待できる」（原文のまま）とあります。

わかりやすく言えば、将来アルツハイマー型認知症や脳血管性認知症になる途中の段階のものも、つまり「軽度認知障害（ＭＣＩ）」ならば、頭を使う訓練により知的機能の回復が期待できるということです。

「不治の病の認知症」も適切なタイミングで、適切な脳の知的訓練があれば、病状改善の可能性がある。非常に嬉しい情報です。

非常に嬉しい情報は続きます。

軽度認知障害は、いわば認知症の前駆状態です。従って、認知機能が正常な高齢者に比べて、認知症になる危険性もはらんでいる。

しかし、その後の訓練・治療次第では、正常へ回復する例も少なくない。

豪州シドニーでの縦断研究では、健忘型軽度認知障害の高齢者で、２年後に認知障害がない状態に改善する率は、

多重領域に問題がある場合は10・9％

単一領域の場合は44・4％

と報告しています。

まずは、多重領域と単一領域の説明です。

認知症の症状は、中核症状として、記憶力の低下、見当識の低下、意欲の低下と並びます。中核症状とは中心になる症状のことです。

認知症の病勢は多種多様でいろいろあります。その「いろいろ」があればあるほど、「脳内のより広い面積をおかしている」という意味になります。こうした状態を、多重領域と考えてください。

さらに認知症の暴言、不潔行為、徘徊などの周辺症状が加われば多重領域はより広がります。

単一領域とは、ただひとつの症状を意味します。そして多重領域は重症、単一領域は軽症とも考えます。重症の改善率は10・9％、軽症の改善率は44・4％と理解することもできるでしょう。

さらに愛知県大府《おおぶ》市の65歳以上の住民約４２００人を4年間追跡した調査でも、軽度認知障害と判定された約７４０人のうち、

14％は認知症に進み

46％は正常に復帰したとあります。

以上の報告は、重要なことを示唆しています。

認知症を治療するには、いち早く軽度認知障害を発見し、いやもっと早期に治療を開始することが最重要である、と解釈されます。

これらの報告は、「認知症もタイミングさえキャッチすれば回復する」という、嬉しい事実でもあります。

しかし、手放しで喜んではいられません。嬉しい話には難点もあります。

前出の調査結果をよく見てください。

豪州シドニーでは、「多重領域に問題がある場合は10・９％の症状改善率」とありますが、裏を返せば89・１％は治らなかったとなります。

単一領域の場合は44・４％ですから、55・６％の人が治っていないのです。

つまりは、タイミングをさらに早期にキャッチすることが重要ということです。最も重要なタイミングこそ、「その前」です。

「その前」とは「軽度認知障害（ＭＣＩ）」以前の状態です。

わかりやすく言えば、「その前」つまり何もない正常な時期から予防を始めるとの意味です。

認知症「その前」なら難しいもの一切なし

ほとんどの人は、認知症の症状はもの忘れと信じ込んでいます。ちょっと物知りさんならば見当識という言葉を加えるかもしれません。

超軽症のもの忘れは、正常老化のそれとすれすれの状態です。「またオジーチャンのもの忘れが始まった」程度で見逃す例が非常に多いでしょう。こうして認知症治癒のせっかくのチャンスを失います。

仮にうまくチャンスをつかめたとしても、適切な脳の知的訓練も難しい。訓練参加には、本人と家族の承諾が必要になります。また訓練してくれる施設を探すのもひと苦労です。

説得やら施設探しやらで苦労が重なると、つい「まだ大丈夫だろう。もう少し様子を見よう」になり、またまた、せっかくのチャンスも空振りに終わります。

そもそも超軽症と言っても、相手は超難治の認知症です。認知症の診断があれば、軽くても重くても、いや「軽度認知障害（ＭＣＩ）」でも難治を覚悟する必要があります。

ここに、「予防に勝る治療なし」の一句があります。

治療が難しければ予防でゆきましょう。つまり予防重視で認知症を退治するのです。

そこで超軽症→軽症→中症→重症の４段階に、さらにもう一歩進めて「その前」→超軽症→軽症→中症→重症の５段階に分けます（１０３ページの図）。

もっとも、「その前」は認知症でなく正常範囲です。当然のように、「その前」ならば認知症のゴミの被害のかけらも見えない。見えない相手に知的訓練を始める。これは難しいを越えて、不可能かもしれない。

脳にゴミがたまる「その前」とは?
【アルツハイマー型の場合】

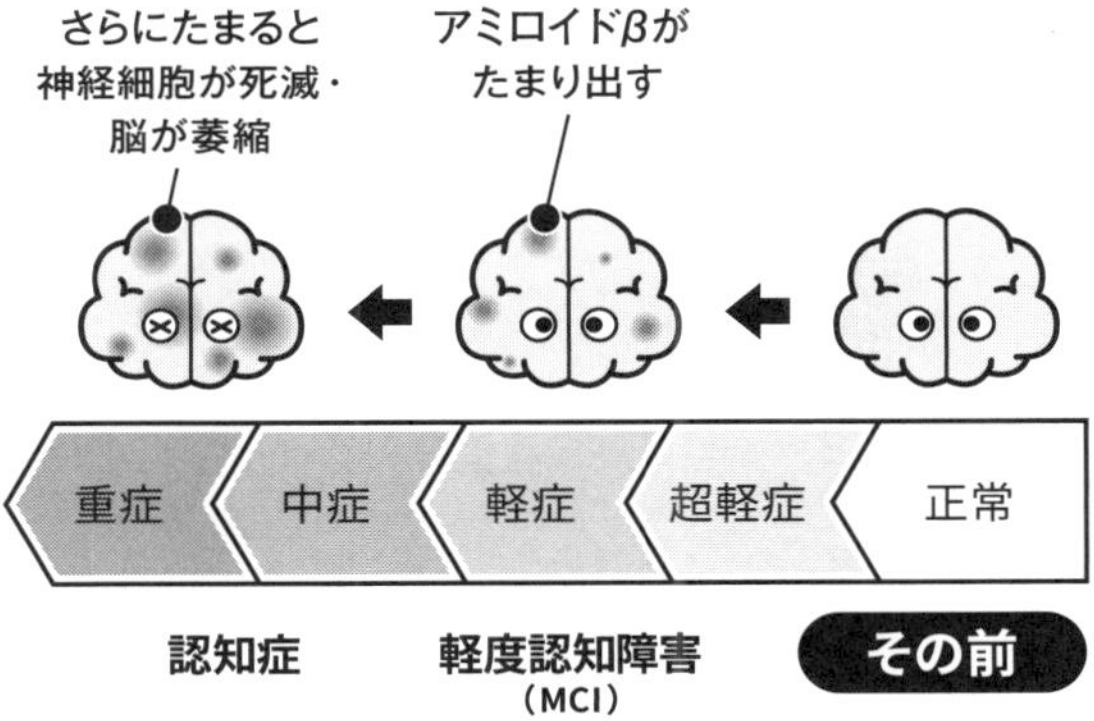

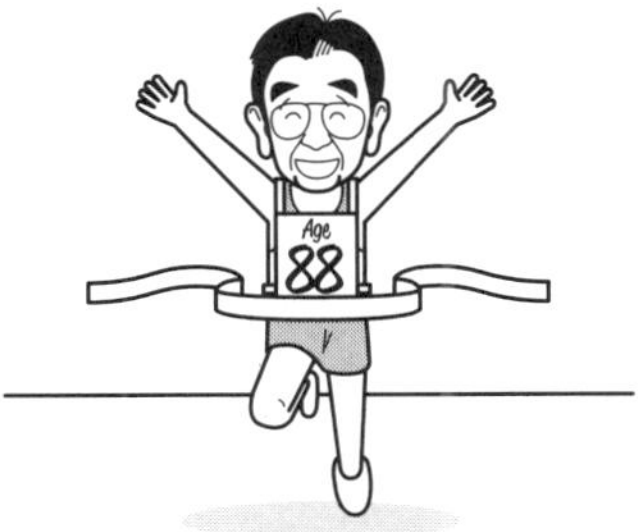

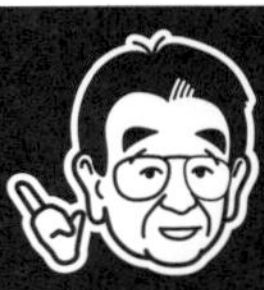

POINT!

「その前」に予防のスタートを切れば、
健康長寿にゴールできます。

でも、ここが最重要なポイントなのです。ゴミの被害のかけらも見えないとは、相手が最弱の状態です。最弱のときに攻め立てれば、お味方の大勝利間違いなし。かくて認知症は姿も見せず、霧散あるのみになります。

「その前」は認知症ではありません。「その前」の時期に必要なものは治療ではなくて予防です。

予防法も難しく考えないでください。たんに「気をつける」だけでも、ある程度の効果があります。その他の方法は後述しますが、難しいものは一切なし。

そして、あとは「ローマは一日にして成らず」の精神で実行と継続です。

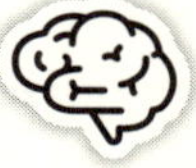

まず、予防は生活習慣病の管理だけ！

認知症といえばアルツハイマー型認知症と答える人がほとんどでしょう。実は、認知症の種類は１００種以上もあります。

もちろんアルツハイマー型認知症は横綱です。大関や三役がなくて前頭筆頭《まえがしら》に脳血管性認知症とレビー小体《しょうたい》型認知症、前頭の下位のほうに前頭側頭葉変性症《ぜんとうそくとうようへんせいしょう》と並びます。

◎アルツハイマー型認知症　35％
◎アルツハイマー型認知症と脳血管性認知症の混合型　15％
◎脳血管性認知症　10％
◎レビー小体型認知症　15％
◎前頭側頭葉変性症　5％

わが国の食事は高塩分になりやすい。確かに塩分は元気の基です。疲れていても、塩にぎり1個で元気回復もあるでしょう。

でも、高塩分は高血圧を生み出します。ですからわが国の認知症番付では、脳血管性認知症が横綱だったこともあります。

ところが欧米食が氾濫すると、それが理由のすべてではないでしょうが、認知症まで欧米型になり、アルツハイマー型認知症が王座に就いたわけです。

次に各認知症の特徴を見てみましょう。

「認知症の症状は記憶力低下に決まっているだろう」は誤解です。脳の働きは多岐にわたります。認知症の症状は脳のどこが、いかに侵されるかによって変わってきます。

◯アルツハイマー型認知症　記憶力低下が主症状

◯アルツハイマー型認知症と脳血管性認知症の混合型　記憶力低下とまだらボケ

◯脳血管性認知症　麻痺とまだらボケが主症状

◯レビー小体型認知症　幻覚

◯前頭側頭葉変性症　行動の変化

本書では、認知症の横綱、アルツハイマー型認知症を中心に話を続けてまいります。

アルツハイマー型認知症は、脳内にアミロイドβという、タンパク質の産業廃棄物のようなカスがたまることから始まります。これをアミロイドβ仮説といいます。

アミロイドβは、「生命の源」であるタンパク質の一種です。

タンパク質が「生命の源」である理由は簡単です。細胞内をのぞいてみればすぐにわかります。

細胞内の重要部分、ミトコンドリアとか遺伝子は、ほとんどがタンパク質で作られています。だから重要。わかりますね。

その重要なタンパク質がどうして認知症の原因になるのでしょうか。

前にも少し述べたとおり、われわれが毎日食べる動物性タンパクも植物性タンパクも、そのままの形で必要とされる箇所に行くわけではありません。もっと細かいアミノ酸に分かれ、現場に到着して、再びタンパク質に合成されるのです。

この「合成」が問題になります。合成とは化学反応です。化学反応には「カス→ゴミ」が残ることがある。このカス→ゴミがアミロイドβです。

アミロイドβはただのカス→ゴミではありません。「老人斑」となって脳内に居座り、周囲の神経細胞を死滅させる、最悪のカス→ゴミなのです。

認知症は非常に治りにくい。その理由のひとつに「神経細胞を死滅させる」ことがあります。

神経細胞も生き物です。「生あるもの必ず死す」の掟《おきて》どおり、神経細胞も死にます。そして死んだら生き返れないのです。アミロイドβによって殺された脳神経細胞は生き返れない。だから治りにくい。

生き返れないものを、ただ悔やんでいたのでは能がありません。治療法がないのならば予防です。認知症退治には、確かな薬剤がない。となれば、予防第一になります。そして予防法を最も有効に使うためには、「その前」が重要になるのです。

確かに、アミロイドβは悪の横綱です。でも弱点があります。

アミロイドβはカス→ゴミであり、老廃物です。老廃物は、押し流される運命にあります。悪の横綱アミロイドβもまた例外ではなく、脳循環によって押し流されます。

つまり脳循環さえよければ、アミロイドβもたまりにくく、たまっても押し流されるのです。

「そうだ。認知症予防のカギは、脳循環だ」

大正解です。東北大学病院の脳神経外科教室の発表によると、「多くの認知症患者さんの脳内では虚血現象がおきている」とあります。

虚血とは、血液の不足を意味します。

「よしッ、脳循環を向上させよう。そうすれば、アミロイドβなんか、簡単に押し流せる」

その意気込みはたいへん結構。

でも、現実はそう甘くありません。良好な脳循環を邪魔するものが身近にあります。それは高血圧であり動脈硬化であり、伏兵として糖尿病まで控えています。

つまり認知症予防には、生活習慣病の管理が非常に重要になるのです。

「じゃあダメだ。生活習慣病のほとんどは一生ものだから、コイツが基礎にあるとなれば、認知症の予防だって無理だろう」

いいえ、違います。高血圧でも動脈硬化でも、糖尿病だって、「検査値が正常内だったら、健康者と同じ健康度が保てる」の定義があります。

「もうダメだ」と嘆く前に、主治医と相談して、生活習慣病管理を頑張るのです。検査値を正常内に押さえ込むのです。

さらに、造化の神さまは、「最初の芽ができて、20~30年経過してからの発症」という、大きな余裕をくださいました。

この余裕を最大限に活用するのです。

「なんと20~30年の余裕があるというではないか。あわてることはない」と、呑気に構えていてもいけません。症状は出なくてもカス→ゴミはたまり続けていますし、月日の経つのは早いものです。「光陰矢のごとし」です。あっという間に「余裕」は過ぎ去ってしまいます。

くり返しますが、アミロイドβは老廃物でありカス→ゴミであり、不要物質です。そんなものを脳内にため込んでも、よいことはひとつもありません。

健全部分の脳は「アミロイドβを押し流せ」と命令します。心臓ポンプも血管も、脳からの指令を受けて、いっせいに動き出す。

「ああ、よかった。これでアミロイドβ問題も無事解決」と思うのは早すぎます。
生活習慣病の高血圧や動脈硬化、さらには糖尿病もうつ病も運動量の低下も、脳循環の働きを妨げる。生活習慣病の管理の重要性が、こうした面でも現れるのです。

「40歳を超えたら、生活習慣病管理」です。

この時期から始める生活習慣病管理が、最良の認知症予防策です。「脳循環さえよければ、アミロイドβは押し流せる」の一句を忘れないでください。これぞ認知症予防の極意です。

遺伝リスクは親の発症年齢で大きく変わる

遺伝も性差も逃れられない運命みたいなものです。
認知症の遺伝をひと口で言うと、
「親が80歳未満に発症した場合でのリスクは1・6倍」となります。

この辺をもう少しくわしく見ることにしましょう。

一般的には、アルツハイマー型認知症の基礎疾患などとして、糖尿病や高血圧、肥満、身体的不活動などが、後天的危険因子群として挙げられます。

これらの危険因子群をよく見てください。後天的ですから、遺伝のような逃れられないものではない。努力次第で、いかようにも避けられます。

糖尿病や高血圧、肥満、身体的不活動などが回避されれば、毎日の生活が快適になる。わかりやすく言えば、病気の塊のような、ヨタヨタじーさんもヨロヨロばーさんも減り、元気老人が増えるのです。老人でない中年ならば、それこそ元気百倍になる。

こうして、元気な体を授かると、脳も元気になって、頭脳明晰《めいせき》な高齢者が誕生するわけです。

最近の研究では、前出の後天的危険因子群が、認知症の発症に強く関与していることもわかってきました。

後天的危険因子群とは、認知症の基礎疾患の御三家「高血圧」「脳血管障害」「心臓疾患」、そこに「糖尿病」も加わるから四天王です。

具体的には40歳を超えたころから、これらの危険因子をコントロールできれば、ボケずに天寿を全うする可能性も高くなると考えられています。しかも、こうした考え方は単なる思いつきではなく、一定の見解としてまとまりつつあります。

また、40歳前だから、の安心も禁物です。

若年期では、多くの場合、認知症の姿は見られない。だからといって安心できないのは、将来に危険因子となりうる諸問題は、この時期に芽生えているからです。

ここまで来ると、やはり遺伝に話題が戻ります。

ご存じないかもしれないが、遺伝には二通りがあります。環境遺伝と染色体遺伝です。遺伝といえば染色体遺伝を思い浮かべるでしょうが、環境遺伝すなわち後天的危険因子群も重要です。

認知症には、かなり以前から「基礎疾患」が重要視されてきました。

１９９５年発行の日本医師会雑誌『老年期痴呆診療マニュアル』の「在宅痴呆性老人の特徴」の項には、

「現在の身体疾患についてみると、痴呆性老人の84・5%に認められた。一般調査対象者では54・5%の対象者が現在なんらかの病気にかかっていた。やはり痴呆のある老人で高率に認められるといえる」(原文のまま)とあります。

そして基礎疾患としては、もちろん高血圧、脳血管障害、心臓疾患、そこに糖尿病。悪の四天王がずらりと並びます。

この雑誌の発刊当時は、「なんらかの病気」と穏やかな表現になっていますが、現在では「基礎疾患」と考えています。その内容は「悪影響疾患」です。

同時に基礎疾患をしっかりと管理すれば、その悪影響も最小限になり、認知症予防も可能になる。認知症になったとしても、その進行は遅れると判明しています。

こうした事柄をふまえたうえで、もう一度、環境遺伝問題を考えます。環境遺伝を優しく言えば、「おふくろの味」です。

たとえば「おふくろの味」が高塩分食であれば、おふくろは高血圧になるし、おふくろの味で育った子らも高血圧になるでしょう。

祖母の味をおふくろが受け継ぎ、おふくろの味を嫁が受け継ぐ。こうして環境遺伝は続くのです。

Aという疾患を生み出した生活環境や食事環境の中で育った子らが、Aという疾患を受け継ぐ。これが環境遺伝です。

糖尿病も肥満も同じ理屈です。

おふくろの味が生活習慣病を生み出したといって、両親を責めないでください。生活習慣病におけるおふくろの味の罪科はごく一部です。おふくろの味がなくても、毎日の生活が乱れていれば、簡単に高血圧にもなるし糖尿病にもなります。

生活習慣病の最大の原因は、認知症と同じで、老化です。そして忘れてならない点は、「老化は出生直後から始まる」です。

アナタが、もう40歳を超えているのなら、人を責めている暇はありませんよ。現在も将来も健康ですごすためには、自らを正してください。

環境遺伝がわかったところで、正式の遺伝に移りましょう。

「遺伝とは、生殖によって、親から子へと形質が伝わる現象であり、生物の基本的性質のひとつ」となります。

外的要素による環境遺伝に対して、一般にいう遺伝は、内的要素の伝わりです。「親が糖尿病であれば、子は糖尿病になりやすい内的素因を受け継ぐ」となります。糖尿病そのものは遺伝しなくても、糖尿病になりやすい体質は伝わるのです。

認知症と遺伝については、本節の冒頭で紹介したこんな報告があります。「親が80歳未満で認知症を発症した子らは、子らが認知症になる危険度が1・6倍も高くなる」というのです。

少々オーバーな感じもしますが、やはり心配になります。もう少しくわしく見ることにしましょう。

この研究をまとめたのは、米ハーバード大学とオランダのエラスムス医学センターの合同チームで、2017年に発表したものです。

研究チームは、長年にわたって、高齢者を中心にした家族データが残っている「ロッテルダム研究」の健康データを、さらにくわしく分析しました。

2000年~2002年の時点で認知症と診断されていない中高齢男女2087人

（平均年齢64歳、女性55％）を対象として、２０１５年までに認知症を発症したか否かと、両親の認知症の病歴を追跡調査しました。

その結果、調査開始時点で４０７人（19・５％）が、親に認知症病歴があったと報告しています。そして２０１５年までに、１４２人（６・８％）が認知症を発症しました。

認知症になった人と親の病歴との関連を調べると、次のことがわかったのです。

1 親が認知症になると、子が認知症になるリスクが、親が認知症でない人に比べ67％高まる。

2 この関係は、とくに親が認知症と診断されたときの年齢に影響される。親が80歳未満で認知症になった場合に非常に強くなり、子どもが認知症になるリスクが１・６倍に高まる。

3 しかし、親が80歳以上だった場合は、子どもが認知症になるリスクは１％しか高まらず、ほぼ関係がないと思われる。

4 認知症になった両親の男女差は、子どもの発症に影響はなかった。

親が80歳以上に健康に長生きしてくれれば、アナタが認知症になる危険度が減る。
逆に、親が80歳前に認知症になればアナタの危険度は増すということです。

この事実を遺伝的に見ると、研究チームは、さらなる興味ある発表もしています。

対象者の脳をくわしく調べたのです。

「遺伝の要因は不明だが、脳灌流《のうかんりゅう》の低下や大脳白質《はくしつ》病変や微小脳出血が関係しているようだ」とあります。

脳灌流の低下とは、脳循環低下の意味です。

再々話しているように、脳循環が低下すると、脳のすべての機能が低下します。機能低下した脳に、いくら「ボケるな」と、かけ声をかけても無駄です。

同時に脳灌流（脳循環）低下が、認知症の要因であることもはっきりしています。

ちなみに大脳白質を端的に言えば、こうなります。

「中枢神経組織の中で、神経細胞の細胞体に乏しく、主に神経線維が集積し走行している領域」です。

脳組織の断面を肉眼的に観察すると、明るく光るような白色の部分と、白質よりも色が濃く、灰色がかって見える部分があります。白色の部分を白質、灰色がかった部分を灰白質《かいはくしつ》と呼びます。

白質は脳神経細胞本体より、枝の部分にあたる樹状突起《じゅじょうとっき》や軸索《じくさく》などの神経線維が非常に多く、神経細胞のネットワークを形成し、主に情報の伝導路として働きます。

灰白質は白質の逆で、神経線維より神経細胞が非常に多く、神経細胞から伸びた多数の樹状突起で集めた情報を、最終的に処理する場所として働きます。処理された情報は、前頭葉に届けられ、知恵となり理性となって、高度な知的活動に参加するのです。

心臓機能の低下によって、脳灌流（脳循環）低下が起きると、脳神経細胞に機能障害や細胞死が発生します。

大脳白質は神経線維が集中している部分ですから、ここが血液不足になれば、脳の知的ネットワークがやせ細り、その機能は低下します。老化現象も早まるでしょうし、脳卒中や認知症の原因になります。

認知症の遺伝については、意外に救われるような説も現れます。

いずみの杜診療所の松田実部長は、

「親の認知症が子どもの認知症につながる事実は存在するが、非常に少ない。多くの認知症には、はっきりとした遺伝性は認められない」と否定的です。さらに加えて、

「確実ではないが、その確率は脳卒中の遺伝率と同じくらいだろう。長寿の現状としては100歳時代だから、ほとんどの人は80歳を超えている。となると、親や親戚、血縁内に認知症がない人のほうが珍しい。あまり遺伝を気にする必要なし」とも加えておられます。

「要するに、認知症の遺伝問題は、あまり心配しないほうがよろしい。その『心配しない』を現実のものとするためにも、高血圧、糖尿病、血管病、脂質異常、肥満などの危険因子をコントロールすることが重要になる」と言われます。

ちなみに、日本の脳卒中の発症者は人口10万人あたり166人（2011年1年間

のデータ）です。

親が認知症になったからといって、親を責めるなかれ。責める代わりに、アナタ自身が15分くらいの軽量運動（２１８～２１９ページの図）や減塩食を心がけるほうが得策です。

また、慣れない仕事でしょうが、親孝行も一考です。親の認知症は家族の一大事です。その負担ははかりしれない。アナタのストレスはアナタの将来にもよくありません。親の認知症の進行を１日でも遅らせる生活は、ひいてはアナタとアナタの家族の幸せのためにもなるのです。

低体温が認知症の引き金になる

親孝行というなら高齢者の低体温に気をつけましょう。高齢者の低体温は認知症につながりやすいと言われています。

高齢者は一般的に体温が低い。その原因は不明の点が多いのですが、筋肉の質と量の低下や新陳代謝の低下、体内の生理機能の低下などが原因で、熱生産量が減少した結果と考えられています。

困ったことに、体温低下条件が揃うと免疫機能も低下します。

高齢者に多病の多いのも、低体温が影響している部分も少なくないでしょう。一般的に、免疫機能は36・5～37度で、最大の効果を発揮します。カゼをひくと発熱します。この発熱が免疫力を高め、風邪を早く治してくれるという、たいへんありがたい状態です。

しかしものごとには限度があります。免疫力を高める発熱も38度を超えると、偽関節リュウマチスと呼ばれる節々の痛みが現れます。偽関節リュウマチスはその名のとおり偽物ですから、熱が下がれば痛みも治まります。しかし偽物でも、痛みはストレスです。生体にとって、嬉しい症状ではない。

体温上昇とともに免疫力が増す。では体温が下がると、免疫力はどうなるのか。免疫機能は確実に低下します。体温が1度下がると、免疫の元締めのような白血球の働きは30%低下すると言われています。

白血球は免疫の主役です。主役の働きの30%低下は、生体にとってかなりのダメージです。感染症の増加は確実でしょう。予期せぬ感染症や脳血管障害、糖尿病、虚血性心疾患なども起きるかもしれない。

とくに糖尿病では低体温の傾向が問題になります。糖尿病では食物のエネルギーを上手に利用できないため、発熱機能が低下して、低体温状態になりやすくなるのです。

おまけに食事制限もあるでしょうから、より低体温状態になりやすくなる。

また高齢者特有の低栄養も、低体温に深く関係します。熱源である栄養が入ってこなければ体温は上がりませんからね。

「高齢者だから食が細いのだろう」などの軽視は禁物です。**体温の1度低下で免疫力の働きは30%低下。認知症も免疫機能の低下が原因だという説もあります。**

免疫機能が低下して認知症を発症すれば、その被害はアナタにも及びますよ。

アナタは一家の大黒柱です。大黒柱が親の認知症でグラグラすれば、被害は家族全員に及びます。一家離散どころか、一家霧散もあるでしょう。

低体温になると、体が思うように動かなくなります。

体を動かす筋肉は骨格筋です。この筋が生産している熱が、活動時の体温です。骨格筋が生産する熱は、全体温の60％にもなります。

つまり、**筋肉を動かしてできる熱が体温の源です。最近、「便利」症候群のためか、日常生活で体を動かす機会が減少しています。その結果か、熱の生産がさらに少なくなり、低体温の人が増えてきたのです。**

高齢者だったら、なおさらでしょう。

一般に36度以下を低体温と言いますが、運動量の少ない高齢者では熱生産も減り、35度台の人は珍しくありません。

また、大腿骨骨折やガンなどの疾患で、寝たきりになると熱生産はさらに減り、34度台の低体温という人もいます。

低体温になると、酵素の働きが低下します。

われわれの体内では無数の生化学反応が起きています。生化学反応とは新陳代謝のように、生きるための反応です。その反応の仲立ちをして、効率よく働かせているのが酵素です。

酵素がスムーズに働かないと、生化学反応の効率も下がり不健康になります。何より重要なことは、酵素が最高に働きやすくなる体温37度を維持するという点です。単なる加齢も、低体温を招きます。

マウスを使った加齢と体温の相関を示す実験報告があります。

高齢のアルツハイマー型認知症患者には、エネルギー代謝が低下した結果か、内臓などの深部体温の低下が見られます。

体温調節によって、アルツハイマー型認知症の兆候がどう変わるかを、マウスを使って調べた研究があります。

使用したのはアルツハイマー型認知症と脳の状態が同じで、記憶障害が始まっているマウスです。簡単に言えば「ボケマウス」です。

通常のマウスと比べると、アルツハイマー型認知症マウスは体温調節が効率的に働かず、年齢を重ねるにつれて基礎体温が低下していきました。

実験を始めて12ヵ月を迎えるころには、通常のマウスとアルツハイマー型認知症マウスの基礎体温の差は、1度近くにまでなりました。マウスは寿命が短いので、1年もたつとめっきり老化するのです。

気温が低いほど、アルツハイマー型認知症は悪化することも確認されています。アルツハイマー型認知症マウスも寒さに弱く、寒いほど認知症の症状が目立つようになりました。

マウスだけでなく、人間も老化すると低体温になり、免疫も低下し、認知症の度合いも進みますし、認知症になりやすくもなります。

同実験でも、マウスを4度ほどの寒い気温に24時間さらしたところ、脳のタンパク質（アミロイドβやタウタンパク）が異常に蓄積され、アルツハイマー型認知症の症状が悪化したそうです（タウタンパクについては147ページ以降で説明）。

一方で体温を上昇させると、1週間ほどで脳のタンパク質異常蓄積状態も緩和されたとあります。

ナイジェリア、カラバル大学では「人間に近いサル」での実験を試みています。

その実験結果は、マウスと同じで、高齢サルは寒さに弱い。そういえば長野県にある地獄谷の「おサル温泉」でも高齢サルが温泉を楽しんでいる写真を見ました。

お年寄りにとって、寒さは鬼門中の鬼門です。

体温調節がアルツハイマー型認知症の症状緩和に有効だとわかれば、食事や運動、投薬などと同じく、体温調節も手軽に行える治療法や予防法になると考えられます。

「親孝行温泉旅行」もよいでしょう。そうそう行けるわけじゃないなら、老いた親の額に手を当て低体温を調べる。このくらいの親孝行も無理でしょうかね。

おっと忘れていました。**最近は若い人にも無用のダイエットで低体温が増えています。**とくに冷え性の人や寒がり屋さんは、お気をつけください。

男と女、どっちがボケやすい？

認知症の男女差は、簡単そうで非常に難しい問題です。

ひと口に認知症といっても、種類が多く原因も違います。

ここでは横綱級のアルツハイマー型認知症を中心に見てみましょう。

アルツハイマー型認知症の男女差は、２０１１年度筑波大学の資料で見ると次のとおりです。

「アルツハイマー型認知症の有病率は女性が男性の1・4倍、脳血管性認知症の有病率では逆転して、男性が女性の1・9倍」となります。

アルツハイマー型認知症だけで言えば、男女比は約1対1・5〜1・8で、女性は男性の約2倍近くになります。しかし、他の認知症も総合すれば、女性の比率はもう少し下がるでしょう。

男女比の理由について記載があります。女性について比較的信憑性が高いと言われているものは、次の3つです。

1 女性は平均寿命が長い

寿命が長いことは老化につながり、老化はアルツハイマー型認知症発症の大きな原因。女性の長寿はアルツハイマー型認知症発症につながりやすい、となる。

2 閉経の問題

アルツハイマー型認知症の発症には、性ホルモンが密接にかかわっていることも判明。男性の場合、男性ホルモンはゆっくりと減少するので、アルツハイマー型認知症につながりにくい。

女性には閉経という急激なホルモン低下現象がある。急激な低下だから、体内機能がついていけない。だから性ホルモンと密接な関係を持つアルツハイマー型認知症が発症しやすい、となる。

3 遺伝子の問題

女性のアルツハイマー型認知症の患者には、特徴的な遺伝子が見つかっている。この遺伝子の影響で、ホルモン調節が乱れたり、血液中の脂質管理が不調になったりして、アルツハイマー型認知症につながる。

一般に、男性のほうがボケやすいという説もあります。

男性多発説を職業的に見ると、公務員や学校の先生が多いと言われます。職業の中身が、「十年一日のごとし」の生活がアルツハイマー型認知症につながるのだとも言われます。

女性の長寿説と閉経説は学問的にも裏付けされています。認知症になってからでは遅すぎます。原因はともかく男女ともに、「その前」から十分に警戒してください。

「これは怪しい！」日常動作

認知症の見分け方は非常に難しいです。

なぜなら、とくにアルツハイマー型認知症の初期には、ほとんど症状がありません。基本的生活機能は初期から中期まで、さほど支障がないのです。ただ、だんだんと次のような変化に気づくかもしれません。

〈ちょっと複雑な道具の使い方が下手になる〉

代表的なのが食事のときのお箸の持ち方や使い方です。

お箸は毎日の生活に、必ずといってよいほど使われるものですから、お箸の持ち方や使い方の変化は発見しやすいでしょう。

お作法の先生によると、正式なお箸の持ち方は非常に難しいそうです。最近のお母さまの家庭教育では、正しい箸の持ち方を知らない学童が多いとも言います。また先割れスプーンでの食事も箸の持ち方を損ないます。

子どものころから、正しい箸の持ち方を教えることが、将来の認知症予防の大きな力になるのです。たとえ正式でなくても、下手な持ち方なりに食べ物をこぼしたりつかみ損ねたりも少ないでしょう。

さて、認知症になり、道具の使い方が下手になると、お箸の持ち方や使い方も変わります。こぼしたりつかみ損ねも増えます。

中期になると、道具の使い方がますます下手になります。食事でも前掛けが必要になるくらいこぼします。

よく見られる例ではパントマイムが不能になります。毎日歯を磨いているにもかかわらず、歯みがきのマネができなくなります。

案外発見の遅れるのが見当識の低下です。発見のきっかけは車庫入れが多いようです。車庫入れが下手になり、自動車のあちらこちらにこすり傷が増えるようならば要注意です。

〈ふたつの行為が並行してできなくなる〉

朝のお台所は戦場のような忙しさです。片方で魚を焼き、他方で汁ものを調理する。いわゆる「2行為同時進行」です。

アルツハイマー型認知症の初期では、この2行為同時進行が非常にむつかしい。片方の失敗が増えてきます。

調理ばかりではありません。散歩中の会話に、簡単なナゾナゾを加えます。その正解率が下がれば、「疑い濃厚」です。

散歩という行為とナゾナゾ問答という、「2行為の同時進行での失敗」を調べるのです。ナゾナゾ問答は簡単なものがよろしい。妙にひねると、ナゾナゾを解くのが主役になって、せっかくの2行為が1行為になってしまいます。

「2行為の同時進行での片方の失敗」がたびたび起こるならば、厳重警戒です。


〈簡単な質問への回答も苦手になる〉


「生年月日、現住所、電話番号」は、病状が中程度でもはっきり言える認知症患者さんは少なくありません。

はっきり言える。これで家族は大安心します。

「こんなにはっきり言えるから大丈夫だ」

いやいや、その安心は身びいきだし、まだ早い。次のチェックをしてください。

「今日は、何年何月何日何曜日ですか」

突然に聞かれると、健常者でも口ごもる人がいます。

何年は西暦で答えても年号で答えてもOKです。

西暦で答えたときは、年号も答えてもらいます。

年号で答えたときも、西暦を答えてもらいます。

さらにもう一歩踏み込んで、

「3月では、何を思い出しますか」

「おひな様」とか「桃の節句・女の節句」などが出れば合格です。

認知症では、「月」が絡む思い出はなかなか出てきません。2～3のヒントを与えても答えられなければ不合格です。


「最近でいちばん気になるニュースを教えてください」も重要な質問です。

認知症は「おひとり社会」の住人です。一般社会のニュースや出来事を気にしません。

「記憶にありません。わかりません」がいちばん多い答えでしょう。とくに軽症のアルツハイマー型認知症でも「わからない」は23％に及ぶといいます。

「最近のニュースに無関心」は社会性の欠落であり、病状進行とともに無関心度が高まっていることの表れです。

また、「最近忙しくてあまり新聞も読まないので」のような取り繕い的な答えはアルツハイマー型認知症の特徴であり、初期から現れます。もちろん病状の進行とともに顕著にもなります。

アルツハイマー型認知症の取り繕い的な答えは特徴的なもので、作り話でありウソです。その巧みさは想像以上。慣れた医師でも騙される（？）ことがあります。

こうして質問しながらも、「振り返り行動」の有無を調べます。

認知症になると「記憶力の低下」を強く自覚します。答えながらも不安で仕方がない。記憶に自信がないので、家族または付き添いの人に確かめようとして振り返るのです。

「認知症診断には付き添いが必要」というのも、医師が振り返り行動の有無を知りたいからです。

〈お絵かきで判明〉

「時計の絵を描いて、長針と短針を入れて11時10分の時刻を示してください」

このお絵かきチェックは、高齢者の自動車運転免許講習でも行われます（139ページ上の図)。「時の見当識チェック」と同時に、絵を描くことで、「実行障害」もチェックします。実行障害とは、頭に浮かんだ、または計画したことを実行に移せるか否かの障害です。

「今は何時ごろ」の質問で、時の見当識障害の有無がわかります。「何時何分」の正確さは必要ありませんが、正午の検査でこう尋ねて「午後6時です」と答えたら、やはりアウトです。1時間以上の差ではアウトです。


さらに進んで透視立方体の模写チェックもあります(139ページ下の図)。透視立方体の絵を見せて、「この絵のとおりに描いてください」のチェックです。見本を見ながらのお絵かきですから、簡単に描けると思いますね。

認知症では、その「簡単」ができないのです。見本を見ながらでも失敗します。透視立方体の模写テストは、アルツハイマー型認知症の初期にも不合格が少なくなく、中期以後になると、不合格は急カーブで増えます。ついには「ただの四角がふたつだけ」にもなります。

このチェックで、初期から中程度での隠れ認知症をも発見できます。

〈手で影絵を作れるか〉

次はハトとキツネの影絵作りができるかのチェックです（138ページの図）。「山口式キツネ・ハト模倣テスト」と呼ばれるもので、決してお遊びではありません。キツネ作りは中程度まで可能ですが、ハト作りは超軽度の認知症でも不可能の人が多いようです。

〈四肢の麻痺が教えてくれる〉

「バレー徴候」と言われるもので、四肢の隠れた麻痺を見つけるテストがあります。アルツハイマー型認知症か脳血管性認知症の区別にも使われる検査です。

まず腰掛けて、肘を曲げたまま両腕を前方に伸ばし、床と水平なくらいに上げて維持。このとき掌は上向きです。目を閉じたままにして、数秒もすると、麻痺した側の手が下がり出します。

手でハトとキツネが作れますか？

検査をする人が手指で作ったキツネと
ハトのまねをしてもらいます。

キツネ

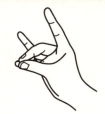

ハト

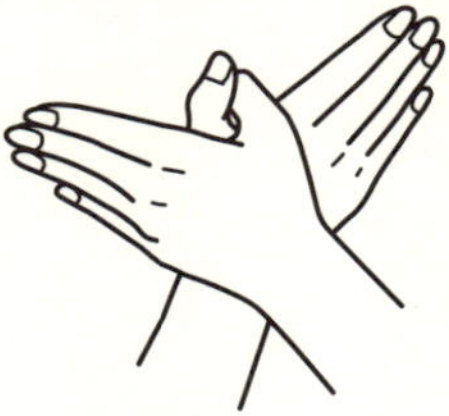

出典　山口式キツネ・ハト模倣テスト

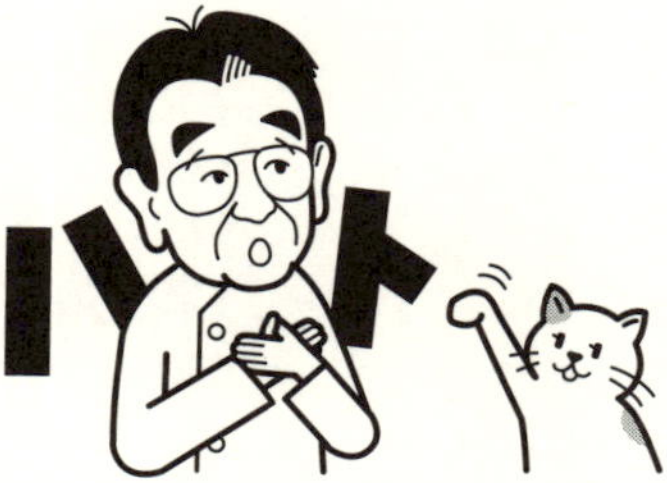

医者が「怪しい」と気づく方法

時計の絵が描けますか？

紙にアナログ時計の1時から12時までの文字盤と、
11時10分を指した2本の針を描いてもらいます。

正確な時計　**アルツハイマー型認知症の例**

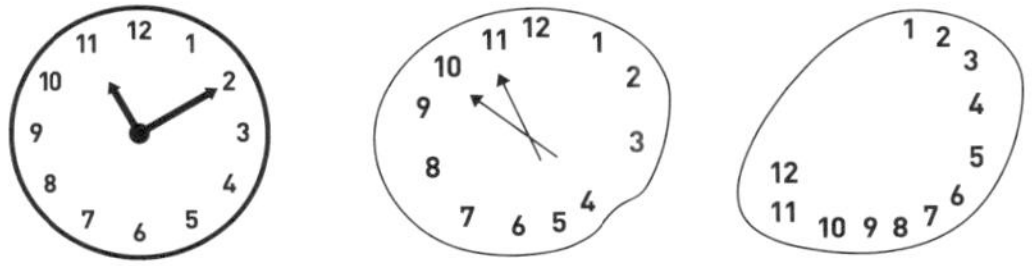

模写してみましょう

透視立方体をそのまま模写してもらいます。

見本の透視立方体　**アルツハイマー型認知症の進行例**

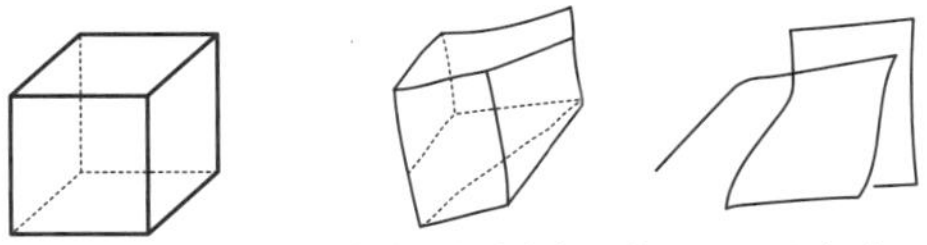

軽度認知障害（MCI）　認知症

参考『かかりつけ医が認知症・MCIを診る<第2版>』藤井直樹（日本医事新報社）

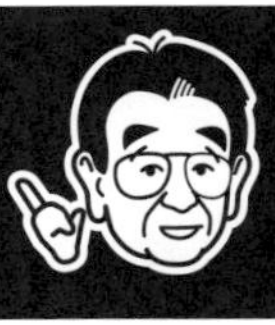

POINT!

案外、簡単なことが
できなくなるんですね。

足のバレー徴候も調べます。

腹臥位（腹ばい姿勢）になって両下肢を45度くらいに持ち上げ、そのままの姿勢を保ってもらいます。麻痺があると、その足は下がってしまいます。

ここまでのチェックでひっかかれば、なるべく早くホームドクター（または、かかりつけ医）に、無駄でもよいから相談しましょう。大丈夫であれば、これ以上の喜びはありません。

患者さんはいやがるでしょうが、「念には念を入れて」です。ぜひとも受診をお勧めします。

〈「これは怪しいぞ」と感じる顔つき〉

患者さんが診察室に入ってきた途端に、経験を積んだ医師は「これは怪しいぞ」と感じます。

どこで感じるのか。顔の表情です。衣服の乱れも気になりますが、表情の乱れも重要です。

表情からわかることとして、愛知医科大学准教授の岩崎靖医師は、

「『表情を読む』ことは、社会的存在としての人間にとっても、重要課題だ。表情の観察は、情動反応の観察という面でも重要である。

脳神経疾患においては、情動反応に異常が起こることは稀ではなく、心因反応や内因性精神病を疑わせる表情が、神経疾患でみられることがある。例えば前頭葉の広範な障害により、軽い躁状態で多幸的な表情となったりする。

また、『感情失禁』では、『ちょっとしたことでひどく泣いたり、わずかなユーモラスなことでひどく笑う』ことも出現することがある」と言われます。

認知症では、病状が進むと「認知症顔貌」も現れます。緊張のまったくない、張りのない、気の抜けたような顔つきになります。

最近、町中で、口に手を当てるでもなく、ハンカチで覆うでもなく、何の恥じらいもなく、大あくびをする若者や中年男性をよく見かけます。


あくびは生理現象だから当たり前、で済むでしょうか。何の恥じらいもなくとは緊

張感の欠落と社会性の欠落を意味します。このふたつの欠落は、遠くない日に認知症が到来する予告かもしれません。

「その前」症状としては、厳重警戒です。このまま進めば、間違いなく認知症地獄に落ち込みます。

第4章

歯周病や糖尿病が脳のゴミを増やす

歯周病菌によって記憶中枢に酸化被害が!

十分な咀嚼《そしゃく》には健全な歯が必要です。

日本の成人の約80％が歯周病だといいます。歯周病とは歯の周囲の組織が弱まる病気です。その結果、咀嚼力（噛む力）が極端に低下します。

話を進める前に、歯槽膿漏《しそうのうろう》と歯周病の違いについて、簡単に説明しておきましょう。

歯周病とは、歯垢の中の細菌によって歯肉に炎症が起き、やがて、歯を支えている骨が溶かされていく疾患です。結果的に歯を失う原因となります。

歯槽膿漏はやや違います。

歯槽膿漏は歯周病によって発生した歯周炎を放置して、炎症がさらに進んでしまった状態です。

わかりやすく言えば、歯槽膿漏は重度の歯周病となります。歯周病によって、歯を支えている歯槽骨が破壊されて、最終的に歯が抜けてしまいます。

これもちょっとわかりにくい。歯槽膿漏も歯周病も歯を悪化させる仲間であり、あってはならない歯の病気、と理解してください。

咀嚼力と認知症の関係は、九州大学でも発表しています。「噛む力が低下するほど、認知症症状は進行し、その数も増加する」のです。

つまり歯周病は、アルツハイマー型認知症の原因のひとつになる可能性が高いとなるわけです。

それだけでなく、2017年、歯周病の原因菌がアルツハイマー病を引き起こす一因である可能性がさらにはっきりと発表されました。

歯周病とアルツハイマー型認知症の関係について、日本大学歯学部の落合邦康特任教授らの研究チームが、福岡市での日本歯周病学会で発表しました。

歯周病がアルツハイマー型認知症の原因のひとつという考えは仮説であり、その前に「酸化ストレス仮説」という仮説があります。

「酸化ストレス仮説」の内容は、「体内での過剰な酸化反応で、組織や細胞などはいろいろな被害を受ける」というものです。「いろいろな被害」の中に認知症も含まれるとも想定されています。

日大チームは、これまでの研究で、歯周病の原因菌が生み出す酪酸《らくさん》が細胞内に取り込まれ、その酸化ストレスによって、脳神経細胞が破壊されることを明らかにしました。

今回日大チームは、酸化原因物質である酪酸が、脳にどのような影響を与えるのかを調べました。

この実験では、健康なラット3匹の歯肉に酪酸を注射し、6時間後に脳の各器官の酸化ストレスの状態などを分析調査したのです。

酪酸を注射されたラットは無注射のラットに比べ、すべての部位で平均35〜83%も酸化被害が増えたとの報告です。

アルツハイマー型認知症に関する実験では、こともあろうに記憶の海馬に酸化被害の悪影響が現れました。

記憶の海馬に約42%も酸化被害が生まれたのでは、記憶も定かでなくなります。おなじみのアミロイドβの仲間の「タウタンパク」までが、約42％も増加したとも報告されました。

ここで、先に進む前に、タウタンパクのお勉強をしておきましょう。

タウタンパクとは、タンパク質系の老廃物の一種で、アミロイドβの仲間です。「アミロイドβの蓄積さえなければ、タウタンパクの蓄積も始まらない」という仮説があります。単なる仮説でしょうか。いや、定説に近い仮説です。

アルツハイマー型認知症の真犯人であるアミロイドβは、その芽生えのころから蓄積が始まります。蓄積を続けて約10年が経過。このあたりくらいから、悪の仲間であるタウタンパクの蓄積が始まり、そして両者が合体する。

さらに約5年間、アミロイドβとタウタンパクは蓄積を続け、やがて悪の正体を現します。周囲の神経細胞の死滅作業をじわりじわりと開始するのです。

その死滅面積が次第に広がる。その広がりにつれて、知的機能は退化してゆく。死滅面積の拡大と同時に、軽症から本格的なアルツハイマー型認知症症状へと昇格するのです。

最初のアミロイドβの蓄積さえなければ、タウタンパクの蓄積もないし、アルツハイマー型認知症の出現もないかもしれない。

つまりアルツハイマー型認知症予防の基本はアミロイドβの蓄積を防ぐことから始まります。具体的には、脳血流量を増やしてアミロイドβという老廃物を押し流すのです。

それにしても老化とは恐ろしい。若いころの脳内血管は太くしなやかで、常に大量の血流量が保証されています。

「人間は血管の老化とともに老いる」は至言です。脳内血管も老化します。太くしなやかだった血管も動脈硬化の波に襲われて、硬く細くなってしまう。当然のごとく、脳の血流量も低下して、アミロイドβを押し流せなくなる。

かくして、アミロイドβがたまりタウタンパクがたまり、アルツハイマー型認知症にいたるのです。まさに悪の筋書きどおりです。

予防としては、なんとしても、脳循環量を増加させ、第一の悪・アミロイドβを押し流すことが必要です。

「脳内にアミロイドβがある程度たまると、合図されたようにアミロイドβと同じくらい悪質なタウタンパクがたまり出す」のですから、アミロイドβは悪の大王です。

そのアミロイドβも、タウタンパクという強い後ろ盾があるからこそ、悪の大王になれるのです。つまりアミロイドβとタウタンパクは「悪の連合軍」と考えればよいでしょう。

マウスの実験では、歯肉に注射された酪酸が、血流に乗って脳に入り込み、さまざまな酸化異常を引き起こしたことを示しています。

歯周病では、歯周ポケットと呼ばれる歯と歯肉のあいだから、健康人の10〜20倍もの酪酸が検出されます。大量の酪酸が血流によって脳に運ばれ、認知症を起こすのだと、容易に推定されます。

そうです。歯周病は日本人の多くが罹患《りかん》している国民病です。具体的には日本人の約80％が罹患。80％といえばほぼ全員です。そして歯周病菌は、記憶の海馬まで酸化させるのです。

歯周病も、アルツハイマー型認知症の立派な原因に格上げです。

ここまでわかったら、さっそく歯周病を治療しましょう。

ほぼ全員に認知症の原因ありでは、日本の将来も危ぶまれます。認知症は容赦なく襲いかかりますからね。

「オレは大丈夫だ」とか「私はまだまだだよ」は、甘すぎます。一刻一秒を争って、歯周病治療を開始する。「その前」ならばマッチベター。そして極悪病の認知症を予防してください。

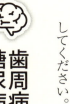

歯周病の人には糖尿病予備軍が多い

歯周病といっても、ほとんどの人は、その正体を知らないでしょう。

「これは歯周病ですよ」と歯科医に診断されても、「ああそうですか」と、簡単に納得して終わります。

もう少しくわしく勉強しましょう。

歯周病は歯周病菌によって始まります。歯周病菌はなかなかのくせ者で、一般の細菌とは大いに違う特性を持っています。

その特性とは、血液の中でかなり長い時間生き延びられる点です。

一般の細菌は血液中に入ると、すぐに免疫機能が働いて、白血球に殺菌されたり、食べられてしまいます。

歯周病菌の生まれ故郷は歯周ポケットです。歯周ポケットとは歯と歯肉のあいだに生ずる隙間で、5ミリ以上を病的と診断されます。

この歯周ポケットの内部環境が問題なのです。

歯周ポケット内では、「歯肉溝液《しにくこうえき》」が生産されています。奇妙なことに歯肉溝液と血液は非常に似ているのです。言い換えれば、歯周病菌は血液の中で暮らしているのと同じ。

だから、血液の中に流れ込んでも、慣れ親しんだわが家に住み着くような状態で、免疫機能の網を逃れてしまいます。

こうして歯周病菌は血管内を泳ぎ回ります。しかし、血管壁にたどり着いたところで、ほとんど死滅します。

「やれ嬉しや。さすがの歯周病菌もこれで終わりか」と考えるのは早計です。

歯周病菌は血管壁にたどり着いたところで、ほとんど死滅します。でも歯周病菌の細胞膜からは、内毒素（エンドトキシン）が流れ出します。

内毒素とは、「細菌の出す毒性物質」であり「細菌毒」です。つまり歯周病菌は死んでも、細菌の出す毒性物質や細菌毒は残るのです。

「ヒトは死んでも名を残す」。「虎は死んでも皮を残す」。そして「歯周病菌は死んでも細菌毒を残す」のです。

細菌毒は血管内側の細胞を侵し、炎症（傷）を作り出す。その後は、血栓が作られ、心筋梗塞、脳梗塞などを発生させます。

歯周病がからむ疾患は心筋梗塞、脳梗塞ばかりではありませんよ。なんと早産や未熟児にも関係します。糖尿病にも絡みます。

わが国では、豊食の結果で糖尿病が大流行しています。さらに「糖尿病性認知症」という病名まで生まれ、「認知症予防には糖尿病退治」と叫ばれるようにもなりました。

そこで、糖尿病系の歯周病の勉強が必要になります。

糖尿病とは血液中の糖分が異常に増加する病気です。歯周病で血糖値が上がる理由も知りたくなります。糖尿病の人は細菌感染の予防力が低下しており、歯周病になりやすいという事実もあります。

これまでの調査研究で、以下のようなことがわかっています。

1 糖尿病の人は歯周病の罹患率が高く、糖尿病でない人に比べて約2倍強。

2 糖尿病の人は歯周病がより重症化しやすい。

3 糖尿病の罹病期間が長い人ほど、歯周病の罹患率が高い。

4 血糖コントロールがよくない人は歯周病がより重症化しやすい。

5 歯周病が重症化している人ほど血糖コントロールが困難。

6 歯周病の人には糖尿病予備軍が多い。

7 糖尿病の人が歯周病をしっかり治すとHbA1c（ヘモグロビンエーワンシー）が改善。

こうして並べてみると、歯周病と糖尿病との関係の深さがよくわかります。さらに興味ある点は、血糖値のコントロールと歯周病との関係です。ちなみに健康診断でおなじみのHbA1cは、血糖値とは別の診断のための数値です。血液成分のヘモグロビンとブドウ糖が結合した割合です。

糖尿病治療の基本は、食事療法や運動量をふまえたうえでの、血糖値のコントロールです。血糖値のコントロールが非常に難しく困難です。困難さのために治療を放棄する人も少なくありません。

その困難が歯周病治療で、幾分なりともラクになるとしたらどうでしょう。「血糖コントロールがよくない人は歯周病がより重症化しやすい」を裏返せば、「歯周病が改善されれば血糖コントロールがラクになる」とならないでしょうか。

しかし、「逆は必ずしも真ではない」と言います。歯周病が改善されれば血糖コントロールがラクになるとは限らないかもしれません。それでも歯周病治療は必要です。

歯周病治療が進めば、咀嚼力が増すからです。

145ページの九州大の報告にもあったとおり、咀嚼力が低下すれば、たちまち認知症に近づきます。歯周病治療は、回り道のように見えても、確実な認知症予防になるのです。

ここまでわかったら、歯周病退治を開始しましょう。

方法はただひとつ、おなじみの歯磨きです。歯磨きのコツはふたつあります。ひとつは歯磨き時間。ふたつ目はゆっくり丁寧に歯ブラシを動かすことです。

歯科医の見解では、歯垢、歯石を落とすには、最低でも30分の歯磨きを要するとなっています。でも、お忙士《いそがし》には歯磨き30分なんて、とても無理。ならば毎食後に3〜4分程度の歯磨きはいかがでしょう。

歯周病と歯磨きについては、こんな報告もあります。

右利きの人は右側に歯周病が発生しやすく、左利きの人では左側に発生しやすい、のだそうです。

ちょっと奇妙にも思えますが、実際に歯を磨いてみると、すぐわかります。右利きの人は右側の歯が磨きにくい。反対に左利きの人では左側の歯が磨きにくい。そして前出のような結果になるのです。

つまりは歯磨き不足が歯周病を生む、ですね。

ちなみに私は入浴時に電動歯ブラシを使って、30分の歯磨きをしています。プラス毎食後の歯磨きです。

「ゆっくり」と「丁寧」は、ともに歯磨きの重要要素。「ゆっくり」はより重要です。歯ブラシの速度が速くなると、歯ブラシの毛先が歯と歯のあいだの溝を跳び越えてしまう。そして歯溝間には食べ物のカスが残り、歯周病菌の栄養となる。

最近、電動歯ブラシの勘違い使用が増えています。電動歯ブラシは、時間短縮器具ではなくて、丁寧歯磨きの器具です。

電動歯ブラシメーカーでさえ、歯磨き時間短縮器具と考えているのでしょうか、なかには、ブザーで使用時間を知らせる器具もあります。こんな「お知らせ」に惑わされてはいけない。少なくとも舌でさわった感覚で、歯がツルツルになるまでは磨くべきです。

遠くない将来、歯周病菌ワクチンも生まれるそうです。その日までは、ツルツル、ピカピカ歯磨きを続け、脳梗塞や心筋梗塞、糖尿病、さらには早産、未熟児、もう一歩進めて認知症も防ごうではありませんか。

なぜ糖尿病が認知症の危険因子かを知る

では、糖尿病と認知症がいかに結びつくかを考えてみましょう。

高血圧が東の悪の横綱ならば、西の悪の横綱は糖尿病です。そして両者には、東西の差がなく、同格の悪であることも重要な点です。

ご存じのように、糖尿病の行く末には動脈硬化があります。動脈硬化では血管が硬く細くなり、やがてはつまってしまう。この現象は脳でも四肢でも起こります。糖尿病のために足を切断したとの、恐ろしい話を聞くこともあるでしょう。すべては糖尿病の動脈硬化現象に起因しています。

脳血管は脳の栄養の補給路です。どんなに脳神経細胞が優れていても、空腹には勝てません。補給路を断たれた脳神経細胞は、意識・活力・欲求・行動などの、生きるための活動力を失い、遠からぬ日に認知症にいたります。

福岡県福岡市に隣接する久山町《ひさやま》で行われている九州大学の大規模な追跡調査が、有名な久山町研究です。この調査で、認知症患者の6~7割を占めるアルツハイマー型認知症について、糖尿病が有意な危険因子となっていると報告しています。

血糖値が高くなるにつれて、アルツハイマー型認知症の発症率が上昇することも明らかになっています。

糖尿病が、いかにして認知症を発症させるか、そのくわしいメカニズムは、いまだに不明の部分が少なくありません。現在わかっているのは、血液中のインスリンの高濃度が関係あるらしいということです。

とくに血液中のインスリンが持続して高濃度だと、アミロイドβ蓄積に絡むとも言われています。食後に急上昇する血糖値（血糖値スパイク）そのものが原因だとする説もあります。また、糖尿病が進行し糖毒性が蓄積すると、神経細胞傷害が生じやすくなることは確認されています。

そこで、糖尿病の糖毒がいかなるものかについて、諸賢者のお知恵を拝借しました。列記すると次のとおりです。

1 糖尿病による高血糖状態や血糖値の急激な上昇で酸化ストレスが亢進し、神経細胞の変性を来す。

2 糖尿病により生じた動脈硬化が、脳循環障害を生じさせ、アルツハイマー型認知症の発症に大きくかかわる。つまりアミロイドβの産生を亢進させる。

3 高インスリン血症により神経保護作用が減弱する。インスリン分解酵素はインスリン量の調節と同時に、アミロイドβの分解が遅延するであろうと推定される。

こうして並べてみると、どれをとっても嬉しくない話ばかりですね。

糖毒の魔力の前には、さすがの脳神経細胞も悲鳴を上げます。

恐るべし糖尿病。やはり糖尿病改善も、認知症予防の重要なひとつという心構えが必要です。

米国ウェイル・コーネル医科大学の研究者らが、食べる順番が血糖値に与える影響を調査しました。

「最初に野菜を食べ、次にタンパク質、最後に炭水化物を食べるのがベストの成績で、食後の急激な血糖値スパイクはなく、ゆるやかに血糖値が上昇し、インスリンの分泌量も有意に抑えられていた」と報告しています。

糖尿病の治療には、ホームドクターのご意見が重要です。ホームドクターはアナタの体の隅々までご存じです。そのうえでの食事療法や運動量ですから成功率も高くなります。

糖尿病性認知症は予防も治療も可能

学説というより、経験則として、まったく新しい認知症が現れました。提唱者は、東京医科大学病院の羽生春夫副院長です。

同教授によると、こんな具合です。

「認知機能の低下を生じた患者さんの中には、血糖管理を適切にするだけで、注意力や遂行機能といった症状が改善する症例がある。既存の認知症とは異なる、新たに『糖尿病性認知症』として、認識すべきだと考えている。

糖尿病性認知症の患者さんは、糖尿病の罹患歴が長く、やや高齢で、大脳萎縮は認められるが、記憶の海馬の萎縮が軽度という特徴がある。また注意力の障害が高度だが、症状の進行が緩やかな印象もある。

認知機能の低下を来すものの、諸検査で確認すると、アミロイドβの蓄積といった、明確なアルツハイマー型認知症の病変や脳血管性病変は認められない。既存の認知症疾患で生じる病変を認められないことから、アルツハイマー型認知症や脳血管性病変の影響より、糖代謝異常に伴う神経障害が、認知機能低下に深く関連しているのではないかと、考えられる。

当院（東京医科大学病院）で、糖尿病を合併した認知症患者約240人を連続的に調査した結果では、半数がアルツハイマー型認知症であり、約15％が脳血管性認知症、そして約10％がこの糖尿病性認知症だった。

これまで、糖尿病性認知症の患者さんは、その多くがアルツハイマー型認知症と診断され、その治療が行われてきた。糖尿病性認知症は、アルツハイマー型認知症ではない。そうした患者さんに、アルツハイマー型認知症の治療を行ったとしても、治療効果が得られにくいのは当然だ。

糖尿病性認知症の発症には、糖尿病に伴い、脳のシミであるアミロイドβの仲間のタウタンパクが、大きく影響していると考えられている。タウの悪影響が、糖尿病により加速されると、脳内にアミロイドβがさほど蓄積していなくても、タウの沈着が増加し、認知症の発症につながるのではないかと思われる。

要するに、タウの沈着が増加する前から、血糖コントロールを適切に行うことで、糖尿病性認知症の発症を防げる可能性が高いということである。

したがって、糖尿病性認知症こそ、中年期からの徹底した血糖コントロールにより予防できる認知症、とも言えるだろう。

認知機能障害が生じてからの機能回復は、非常に困難だ。だが、まだ機能を回復できる見込みのある軽度認知障害の状態や、脳の神経細胞に傷害が起こる前（「その前」筆者注）であれば、適切な血糖コントロールによって発症を遅らせたり、予防することができるはずだ。

不幸にして発症後だとしても、血糖コントロールを適切にすれば、注意力や遂行機能といった、一部の認知機能が改善する見込みもある。既存の認知症と混同するのではなく、明確な診断基準を確立し、コントロール可能な認知症として、治療法を見いだす必要があるのではないか」

少々内容が難しいので要約してありますが、**要するに血糖値が高く糖尿病と思われ**

る場合に「糖尿病性認知症」という、新しい認知症が生まれたことになるのです。

何より嬉しいのは、**適切な血糖値管理で、「糖尿病性認知症」は予防も可能だし、治療も可能だという点です。**

糖尿病は、高血圧に負けないくらい多くの人が罹患しています。まさか糖尿病が認知症につながるとは、考えにくいかもしれません。

だが、糖尿病は甘くありません。甘くないどころか、全身に、万病の悪影響を及ぼす、恐ろしい病気です。糖尿病という最悪病が認知症という極悪病につながる。考えただけでも鳥肌の立つ思いです。

「その前」の時点で、高血糖がわかれば、認知症も十分に予防可能です。「血糖値が高い」は糖尿病の赤信号と同じく、認知症の警告でもあります。

不幸にして糖尿病と診断されたら、血糖値の管理には、十分すぎるほどの用心を心掛けるべきです。

認知症予防の強力助っ人は腸の免疫力

免疫とは病気と戦う力です。認知症とも戦います。

免疫が弱まれば、ガンにもなるし認知症にもなります。それほどの大物でなくても、風邪の引きまくりも、免疫力の低下が原因です。

問題は免疫力の向上法です。免疫の研究とは、ノーベル賞をいただけるほどの大きなテーマです。その向上法は当然、難物であることを覚悟しましょう。

「免疫は総合体力の結果」という言葉があります。当然ですが、きわめて重要な一句です。

免疫という言葉は知っているが、正体はなかなか実感できません。

気持ちや心の動きは、免疫より近い存在と言えます。気持ちの原点である喜怒哀楽を実感できるからです。

われわれは、笑いを中心にして喜怒哀楽を上手に使い分けられます。しかも、さほど難しくない。

大いに笑いましょう、楽しみましょう。笑っても楽しんでも、気分が晴れなかったら、大いに泣きましょう。こうして気分がすっきり晴れます。その時点で、免疫は亢進しているのです。

かなり以前より、笑いと免疫力の関係は、多くの学者たちが取り組んでいます。そして、ガンなどの難病治療に効果を上げています。ならば、認知症も蹴散らせるはずです。

人間は感情の動物と言われます。感情に押し流されず、上手に使い分けてこそ、免疫を取り込めるのです。

喜怒哀楽を生かして、認知症に打ち勝ちましょう。

しかし、免疫力の真の活躍の場は腸です。

腸には食物と同時にいろいろな食材や異物も入ってきます。入ってくる食材の中には、よいものもあれば悪いものもある。

さらに腸内は発酵の場でもあります。腸内には約1000種類、100兆個から1000兆個以上の常在菌が住みついているという説もあります。

最近、「ゴミ屋敷」で町内が騒々しいようですが、腸内も心配です。国立長寿医療研究センターは、久留米大学などと協力した研究で、「腸内細菌は認知症と強く関連する」と発表しました。

認知症の人は腸内の細菌バランスが悪く、健常者は腸内環境がよかったとも報告しています。

腸内環境では、多くの人が、常在菌を善玉菌と悪玉菌に分けて、善玉菌が多いほど健康と考えたがります。

正解はノーです。善玉菌は悪玉菌のためにあり、悪玉菌は善玉菌のためにある。よくわかりませんね。つまり、両者のバランスが重要なのです。

善玉菌と悪玉菌がほどよいバランスを維持している状態とは、下痢もなく、便秘もなく、腹痛や腹部違和感もなく、といった状態を指します。

お腹に苦痛や症状がなければ、それでＯＫです。

では、こうしたグッドなお腹の状態を作れば、免疫力は向上し、気力も充実し、健康でいられるのか。

いられます。

漢方薬に補中益気湯《ほちゅうえっきとう》という薬があります。漢方薬特有の考え方ですが、簡単に言えば、補中益気湯は元気回復剤です。しかも、その方法がお腹経由で心身の健康を作るというのです。

補中益気湯の「補」は「補う」の意味です。「中」は腹部（消化機能）を指します。つまりお腹を元気にして、全身の健康を作ろうというお薬なのです。

「本当に、そんなことができるのか」。できますとも。

「腸内環境を整える」ことには不思議な力がひそんでいます。精神・神経不安定性、自閉症、多発性硬化症、気管支喘息、非アルコール性肝炎、肥満、糖尿病、炎症性腸炎、動脈硬化など、広い範囲の病気にも有効とされています。

「お腹を整える」は、ガンにも有効です。

ガン治療では、ガンそのものの悪影響や、抗ガン剤の影響で、心身共に疲れ果てます。こうした状態のときの第一選択剤が補中益気湯です。

心身が元気になれば、抗ガン剤の副作用にも耐えられます。

またお腹を整えると、免疫力も上がります。補中益気湯の免疫力アップは有名です。どうしてもインフルエンザにかかりたくないときに服用すると、予防効果が認められます。

腸内環境と認知症の関係は、かなり以前から、その声はありました。

ある医師は「将来の認知症予防のために、今から腸内細菌調整剤の服用を始めた」と言います。また若き研究者は「私の将来を見てください」と、食物繊維やヨーグルト類の食材の多食を始めています。

ご腸内やすかれ、と祈るばかりです。

要するに、快食・快眠・快便が総合体力の向上をはかり、免疫力アップにつながるのです。

しっかり食べてしっかり寝て、出すものを出せば健康になれる。こうなれば、自然に健康不安も消える。心地よい老後はすぐそばです。

念のために、こんな方法もあります。

腸内環境の整った他人の大便を、わが腸内に注入する方法です。

オランダで発表された方法で、不成功もありますが、平均的にはかなりの効果を上げています。他人の便をわが体内に入れるなんて、と抵抗もありますね。

善玉菌と悪玉菌のバランス調整には、納得できる方法です。

逆に考えれば、腸内環境を整えることはそれほど重要なことなのです。

お腹を整えて免疫力アップ。ついでに気力もアップ。

「ほっとして一息入れる」と免疫力は始動する

免疫には、もうひとつ重要な話があります。自律神経との関係です。

自律神経については、前にもお話ししてきましたが、今回のお話は別枠です。「病は気から」の正体です。

実体をつかみにくい免疫は、実は自律神経に大きく影響されています。だから「病は気から」という言葉が生まれたのです。

ご存じのとおり自律神経は、心の動きを肉体に反映させる神経です。と言われると、「病は気から」がわかるような感じがしますね。

自律神経は、緊張の交感神経と、休息の副交感神経に分かれます。

また、免疫の主役は血液中のリンパ球と顆粒球《かりゅうきゅう》です。リンパ球も顆粒球も、白血球の仲間です。

白血球の分類は多種あります。ここではわかりやすく、リンパ球と顆粒球にまとめます。

それぞれの働きは、自然免疫と獲得免疫の違いです。

顆粒球はもともとその人が持っている免疫を司り、自然免疫とも呼びます。

リンパ球はもともとは持っていなかった免疫を生み出すので、獲得免疫と言います。

獲得免疫がわかりにくい。好例が花粉症です。花粉などのアレルゲン（抗原）に出合うことで新しく抗体が作られ、新しく免疫を得る。新しく免疫を得るから獲得免疫になります。

もっと身近なところでは、インフルエンザなどの予防接種の効果です。予防接種によって、新しく得た免疫ですから、やはり獲得免疫です。

顆粒球とリンパ球には、それぞれの働きがあります。

顆粒球はパトロール隊で全身を回りながら、主として細菌関係の免疫になります。軽い風邪や細胞レベルの、やや小型の悪性の異物を見逃しません。食い殺すような手段で消滅させます。同時に悪性の異物の形状や強さなどの情報をリンパ球に伝えます。

リンパ球は免疫軍の強力な本隊です。主として、インフルエンザウイルスやガン細胞の塊のような大型で強力な悪性異物に挑戦します。

通常、多くはリンパ節にとどまって、その間、悪性異物の情報を学習します。

問題は強力なリンパ球の出陣の仕組みです。

いくらリンパ球が強力でも、顆粒球のようにたえずパトロールはしていません。たえずパトロールしていては、いざというときに力が弱くなってしまうからです。

また居心地がよいからといって、リンパ節での長逗留も許されません。免疫は外敵と戦うことが仕事だからです。

ここで自律神経が登場します。自律神経は免疫と深い関係があります。**重要なのは、交感神経と副交感神経の切り替えのタイミングです。**

家の前を掃除する。このとき掃除は交感神経の働きです。少しでもキレイにしようと、頑張ります。この頑張りのあいだも交感神経の受け持ちです。

仕事には、始まりと終わりがある。掃除も一段落するとほっとします。たとえ次の仕事があっても、ほっとして一息入れます。

この「ほっとして一息入れる」ときに、免疫の本体であるリンパ球が動き出します。

もともと顆粒球は交感神経の受け持ち、リンパ球は副交感神経の受け持ちです。そして交感神経と副交感神経の切り替えの前後で、顆粒球が増強されたり、リンパ球が増強されたりします。

この仕組みについては、大阪大学免疫学フロンティア研究センターをはじめ、多くの大学の免疫研究部門が貴重な研究に努めてこられたのです。


免疫には、簡単に言えば働き続けてもダメ、休み続けてもダメのルールがあります。働くと休むの区別をはっきりさせる。これが重要なのです。

ひと仕事終わって切りのよいところで、「ほっとして一息入れる」。この「ほっとして一息入れる」が切り替えスイッチとなって、強力な免疫軍が働き始めます。


「じゃ、運動は健康によいと言われるが、免疫との関係はどうなっているのか」

運動も同じです。「ほっとして一息入れる」ことが重要です。

たとえば登山。登山は超ハードな運動でしょう。超ハードな山登りの最中は交感神経の受け持ちですから、顆粒球が増えます。

頂上を制覇。この達成感が、「ほっとして一息入れる」をもたらし、強力なリンパ球の免疫軍が現れます。

考えてみると、この仕組みは非常によくできています。

ひと仕事すると疲れます。その疲れに乗じて、ウイルスや細菌の侵入も考えられます。疲れているだけに、ウイルスや細菌は大暴れ。とてもパトロールの顆粒球では追いつかない。

その大暴れを防止するために、強力なリンパ球の免疫軍が送り出される。ウイルスや細菌をやっつけてわが軍は大勝利。

自律神経は心の動きを肉体に投影させる神経です。そこで「病は気から」の言葉が自律神経と結びつくのです。

平均すると、高齢者の場合、細菌免疫を主とする顆粒球は増加し、逆にウイルスに強いリンパ球が減少します。

そう言われてみると急性扁桃腺炎のような細菌感染は、高齢者に少ない。でもリンパ球の受け持ちであるガンはふたりにひとりと高率です。なんとなく納得できますね。

さあ、ここまで来たら、大いに働いて（といっても少しでもＯＫですよ）、切りのよいところで一息入れる。この「一息入れる」が肝心なのです。

働きすぎても休みすぎてもダメ。ああ、難しい。でも、働くことは重要です。働くから、一息入れてホッとできる。働かなければ、ホッとできません。

人間とは死ぬまで働く動物です。働くから、ホッとできて、免疫力も高まる。

こうして免疫系の活躍があれば、認知症も防げます。

研究の進んだ現在では、認知症発生に免疫が少なからず絡むと考えられているからです。

少し難しい話になりましたが、働いてホッとして、免疫力を高めて、認知症を予防しましょう。

第5章

食後1枚のガムから
脳が蘇る習慣

食後1枚
ガムを噛むだけで予防に

生まれが昭和一桁の人ならば、ご記憶があるかもしれません。終戦直後のＮＨＫラジオで、「カムカム　エブリバディ」で始まるテーマソングが人気を博した、英会話番組を放送していました。

その「カムカム」を現在では、「噛む噛む」に変えるべきです。

現代は不幸なことに、わが国の歴史始まって以来の、咀嚼回数の少ない時代です。軟食時代の到来です。

神奈川歯科大学元教授の齋藤滋氏が食文化史研究家の永山久夫氏とともに、古代から現代までの食事の咀嚼回数を時代ごとに調べました（『よく噛んで食べる　忘れられた究極の健康法』齋藤滋、生活人新書）。学生たちにそれぞれの時代の食事を食べてもらい測ったのです（179ページの表）。

こうして並べてみると、現代は咀嚼回数が最低です。でも豊食のおかげで栄養はた

各時代の食事でこんなに違う咀嚼回数

1食につき

卑弥呼の時代（弥生）	**3990回**
紫式部の時代（平安）	**1366回**
源頼朝の時代（鎌倉）	**2654回**
徳川家康の時代（江戸初期）	**1465回**
篤姫の時代（江戸後期）	**1012回**
戦前（昭和初期）	**1420回**
現代	**620回**

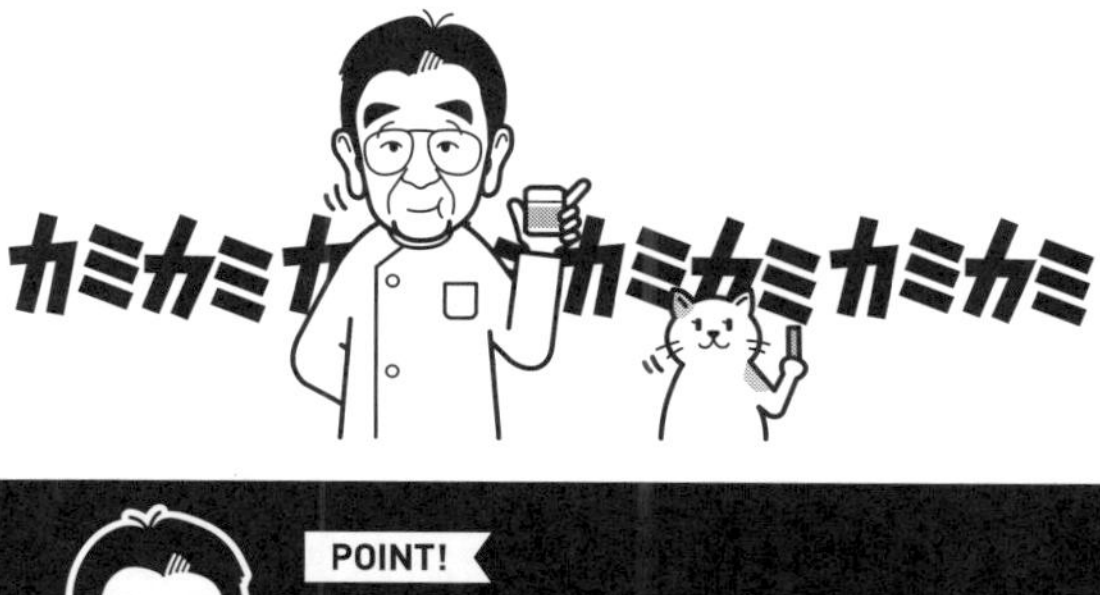

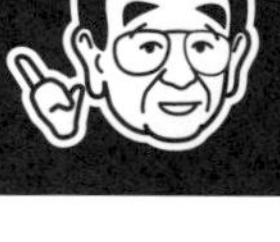

POINT!

ガムで噛む回数を
増やせます！

っぷり。そして肥満の大増加です。

昔の人たちは驚くほどよく噛んでいます。貧しい食事を、時間をかけて、よく噛んで食べていたのでしょう。

卑弥呼《ひみこ》の時代の咀嚼回数は飛び抜けて多い。調査に参加した学生さんたちも卑弥呼食の３９９０回を、噛んでも噛んでも噛みきれなかったと報告しています。卑弥呼の時代は現代の軟食の正反対で、超硬い食事だったこともわかります。

では次に、咀嚼回数の多さの利点を考えてみましょう。

消化効果の改善。大正解。でもそれだけではなく、もっと重要なことがあります。

現代は、恐ろしいほどの軟食時代です。ラーメン、ハンバーガー、カレーライスなど、どれをとっても軟らかい食事ばかり。噛まずに飲み込める食事ですから、咀嚼回数は減る一方です。

咀嚼回数が減るとは、脳循環量が減ることです。数多くの実験が、その事実を伝えています。

逆にガム１枚でもよく噛めば、記憶力は格段に増すとの報告もあります。

咀嚼回数が減れば、脳循環量が減って、脳はエネルギー不足の悲鳴を上げます。もちろん「認知症迫る」を肌で感じての悲鳴です。

「現代は咀嚼回数が最低」をわかりやすく言えば、現代は高齢者はボケやすく、若い人はおバカになりやすい時代、となります。

しかし軟食にも、大いなる利点があります。簡単かつ短時間で豊富な栄養がとれるという利点です。その結果か、現代人は身長が伸びました。

かつての日本人は短身族。いつも欧米人から見下ろされていました。見下ろされると外交交渉がうまくいかない。ある外務省のOBが「見下ろされてばかりでは、なんとなく怖じ気が出てね」と、こぼしていたことを思い出します。

もうひとつの救いがあります。摂取カロリーです。現代は一日3食で約2025キロカロリーと豊富です。

一方、卑弥呼の時代は1302キロカロリー。NHKの大河ドラマで有名になった篤姫《あつひめ》さまの時代はたったの985キロカロリーです。

現代の豊富な摂取カロリーが、咀嚼回数の少なさを救っているのでしょう。では、今の人が咀嚼回数を増やしたら、どうなるか。

脳はエネルギーに満ちあふれ、ノーベル賞も連発になるはずです。そして、認知症は大激減するでしょう。

嬉しい話はさておき、「もっと嚙め嚙め、もっと嚙め」を実行・継続しましょう。とくに「その前」の時期では、迷わず咀嚼回数を増やすことです。

軟食すぎて、どうしても咀嚼回数が足りない。こんなときは、食事後にガムを嚙みましょう。

政府のすすめるひと口30回から、一回の食事での必要咀嚼回数を考えますと、1500回という数字になります。

蛇足です。ひと口30回はあくまでも目安です。食べ物によっては、ひと口30回嚙むと、溶けてなくなってしまうものもあります。

ひと口30回は「よく嚙め」の方便です。

とはいえ、現代の咀嚼回数は620回。大不足です。

メーカーによって違いますが、1個のガムを味のなくなるまで嚙むと、咀嚼回数は700～1200回になります。ここに現代の咀嚼回数620回を足せば、なんとか合格するではありませんか。「転ばぬ先の杖」よろしく、「ボケる前のガム」です。

現代人が咀嚼回数を増やしたら、かならず認知症は大激減するはずです。最後にもうひとつおまけが。「嚙む力」は体重に匹敵します。ということは、食事のたびに50キロ60キロの重量挙げ運動をくり返しているのと同じですな。信じられないでしょうが、数字ではそうなります。そうです。咀嚼は大きな運動なのです。運動嫌いのアナタこそ、よく嚙んでほしい。

よい姿勢で嚙むと脳の血流量が増えた

まだ咀嚼を卒業できませんよ。硬い食物を嚙むと脳は活性化します。本当でしょうか。さらに、正しい咀嚼には正しい姿勢が必要とも言われます。

ファストフードやお菓子などの軟らかいものを、よく嚙まずに飲み物で流し込む。珍しくない食事風景です。

硬い食べ物を嚙むほうが脳は活性化されるという研究結果を、日本歯科大学の小林義典名誉教授らがまとめました。

しかも正しい姿勢で食べると、その効果はいっそう上がるとも言われます。

小林名誉教授は、「姿勢を正し、食の文化に基づく家庭食、すなわち歯応えのあるものを咀嚼することが重要だ」と指摘されます。

小林名誉教授らの研究班は、食べ物の硬さと脳の活動の関係を調べました。「ケーキ」「軟らかいご飯」「硬いご飯」「イカの刺身」など、4段階の硬さに相当するゼリーを作り、健康な10人の大人に食べてもらい、嚙んでいる最中に、脳の血流量を調べました。

血流は血液の流れであり、血液の中には酸素、ブドウ糖をはじめ、多くの栄養素を含んでいます。脳循環とは、脳への燃料補給なのです。ですから、脳に豊富な血液が流れ込めば、それだけ脳が活性化したことを意味します。

測定が始まります。すると、何も噛まない状態に比べ、いずれの硬さの食べ物でも血流量は増加しました。しかも硬い食材ほど脳血流量は増えたのです。

また、食べるときの姿勢も重要です。

座位、ベッドで上半身を起こした状態、さらには30度、60度と背を傾けた状態から水平に寝た状態でも調べました。

こうした体位の変化があっても、噛むために動かす顔の咬筋《こうきん》の活動量はほぼ同じです。にもかかわらず、脳血流量は違ったのです。

正しく座った状態での脳血流量が最大で、姿勢が横になるほど減少しました。少しでも咀嚼効果を上げるためには、「正しい姿勢で食事をする」ことの必要性が証明された次第です。

食事の味によっても変化があります。テスト用のゼリーに、少し苦みを加えます。すると血流量は減少。つまり、美味しい食事も脳血流量を増やします。コンビニ弁当やワンコイン弁当も、味が問われる時代になったのですね。

咀嚼の重要性がわかったところで次に進みましょう。

よく噛むと記憶力検査も好成績

老いて脳内に起きる変化は3つあります。

「脳の血液循環量の低下」「ブドウ糖代謝率の低下」「酸素代謝率の低下」です。3つにはそれぞれの意味があります。

- 血液循環量　知的活動の可能度
- ブドウ糖　豊富なエネルギー補給での脳の活躍度
- 酸素　脳細胞の呼吸量増加による活性度

この3つの中で最も重要なものは、脳の「血液循環量」です。ブドウ糖も酸素も、血液に溶けて脳内に届くからです。脳血流はブドウ糖や酸素、その他の栄養素の運び屋です。

ということは、脳の血液循環量さえ増加すれば、ブドウ糖も酸素も豊富になって、老化脳が蘇る可能性も、認知症予防の可能性も高くなるわけです。逆に脳の血液循環量が低下すれば、どんなに優れた脳でも老化や認知症に追い込まれます。

脳循環を向上させる方法が問題です。食事に関して言うならば、よく噛んで、咀嚼回数を増やすことです。

咀嚼回数が増えれば、脳血液循環量は確実に増加します。気力も増して惨めな孤独も防げます。専用のお薬を服用するより、さらに効果的との報告もあるくらいです。

脳は眠る器官か、覚醒する器官か。よく問題になります。

睡眠派は、「脳はよく働く。働けば疲れる。だから暇があれば眠るのだ。働きっ放しでは老化速度もアップするし、認知症にもなるだろう」と言います。

覚醒派は、「働くから疲れ、眠る、はわかる。脳には救急の場合の救済作業がある。暇を見つけて眠っていたのでは、いざ鎌倉の大事に間に合わないだろう。常時完全覚醒とまでは望まないが、大事に間に合うような状態であってほしい」となります。

両者に一理あり。もちろん休ませたいが、大事に間に合わないのも困ります。現在では睡眠派がわずかに進んでいるようです。

こうした難問を解決するのが咀嚼です。

咀嚼に要する力の値は体重量に匹敵すると述べましたね。

「よく噛めば、そのたびに顎の筋肉や咬筋に体重と同じ力が加わる。その力は脳に送られ覚醒作用を生む。だから咀嚼実験後の記憶力検査で好成績となるのだ」

そうです。よく噛むたびに脳は覚醒される。一日3度の食事のたびに強力な覚醒作用が生まれれば、脳は「治に居て乱を忘れず」の状態で、認知症の危険に備えます。

「ばっかり食」はこんなに危険

認知症予防食の重要なポイントは、栄養バラエティに富む食事です。

では、何を食べるのか、を考えましょう。

ここで注意が必要です。重要ポイントは、「認知症予防効果のある食事」は、従来言われてきたような各食材でなく、食べ方らしいのです。

これまでのテレビで言われるような、「〇〇食材は認知症予防の効果あり」との情報は忘れてください。正しくは、「効果あり」ではなくて、「あるらしい」程度なのです。下手をすれば、それ以下かもしれません。

「ちょっと待ってくれ。テレビでは出演者が2週間続けたところ、はっきりとした効果が現れたと放映していたぞ」

確かに実験用ラット同様、好成績を収めるかもしれません。実験用ラットは与えられた食材を食べます。選択肢がないから、与えられた「エサ」だけを食べるのです。

人間のこの場合はエサでなくて仕事。仕事とあれば、食べ飽きても食べ続けます。

アナタの場合はエサでもなければ仕事でもない。毎日の楽しい食事です。楽しくあるべき食事が、来る日も来る日も、同じ食材では飽きるでしょう。ついには「いいかげんに、やめてくれ」と、哀願でも怒りでも、悲鳴を上げることになる。

もちろん腎症や糖尿病のように、医師から特別の指示のあった場合は別です。これは、ただの食事が「治療食」という薬に変身するからです。

話を戻しましょう。○○食材の効果です。

どの食材も、薬ではありません。また、食材の中に薬効成分があってもごくわずかです。薬と同じように食べても、効果はあまり期待できないでしょう。しかも、たまに食卓に上る程度ならば、効果はゼロに近くなってしまう。

人間は好き嫌いを大切に思う動物です。健康効果があるとしても、嫌いな食材が毎日ではたまりません。好きであっても、毎食では飽きてしまう。飽きるからこそ、他の食材を求める。こうして、知らぬ間に栄養のバランスを調整しているのです。

さらに重要な点は、「ばっかり食」になる危険性です。「ばっかり食」とは偏食の意味です。効果の有無は別として、同じ食材ばかり食べ続けることは、「飽きる」を通り越して危険です。

偏食は危険食と言われています。偏食になると、特定の栄養素だけを取り込んで、他の栄養素は入ってこない。栄養素が偏ってしまう。やはり危険食です。

しかし、食欲もない、体力もない。こんなときは、危険を承知のうえで、「食べる」習慣を取り戻すために、お好きな食材の偏食を勧めます。お好みの食材ならば、食も進むでしょう。偏っていても、それなりの栄養は補給されます。

偏食の目的は、あくまでも「食べる」習慣を取り戻す一手段にすぎません。食べてくれないと、生命が危うくなる。「だから偏食でもよいから食べよう」なのです。偏食はあくまでも非常手段です。

食欲が出てきて、「食べる」習慣を取り戻したら、偏食禁止で栄養のバランスを考えます。副食をたくさん食べて、より多くの栄養素を取り込んでください。

食事は、一日3回、1ヵ月で90回、1年で１０９５回。そして何十年も続くのです。その影響は、はかりしれない。こうした積み重ね効果も考えます。

ワインや緑茶が認知機能低下を防止する

もちろん、テレビで取り上げる食材も、効果がすべてゼロとも決めつけられません。好例がワインやお茶です。

ワインにまつわるフレンチパラドックスなる言葉があります。フランス人は他の欧米諸国と同じく、肉食も動物性脂肪の摂取も多い。そのわりに、狭心症や心筋梗塞、さらには脳梗塞も少ないといいます。なぜでしょう。

この謎解きのカギは、フランス人の愛飲する、ワインのポリフェノールです。**ポリフェノールの影響で、肉食や動物性脂肪の摂取が多くても狭心症や心筋梗塞、脳梗塞などが少ないのだろうとなって、フレンチパラドックスと呼ばれるようになりました。**

もちろん異論も反論もあります。でも、ポリフェノールの健康効果は認められたわけです。

日本人にとってもっと身近なお茶にも効果ありの判定がおりました。

お茶は不思議な存在です。世界各国のどこにでも、食事とともに飲むお茶、またはお茶らしきものが存在します。

日本の緑茶について、金沢大学医薬保健研究域医学系脳老化・神経病態学（神経内科学）の山田正仁教授らの研究班が、緑茶と認知症の関係を調査しました。

追跡期間は約5年。石川県七尾《なな お》市中島町で、緑茶をまったく飲まない群と、多飲する群との比較をしたのです。

緑茶をまったく飲まない群に比べて、緑茶を週に1～6回飲む群では、認知機能が低下する率が大幅に減ったと報告されています。

わかりやすく言えば、「緑茶を飲むとボケにくい」となります。こうなると、お父さんの「おーい、お茶」も、バカになりませんね。

脳のゴミの悪さをチョコレートが防ぐ

お茶と言えば、何か甘いものが欲しくなります。では、チョコレートはいかがですか。

チョコレートには予想以上の抗酸化作用があります。認知症にとって、抗酸化作用は外せない重要なものです。

アミロイドβが脳神経細胞を死滅させる具体的な方法は酸化作用です。

人にとって酸素は欠かせないもの。われわれは呼吸によって酸素を取り入れます。取り入れた酸素を使い果たせば問題は起こりません。実際には使い切れずにあまりができる。このあまりが猛烈な酸化作用を呈し、脳神経細胞を皆殺しにしてしまうのです。

もちろん体内には、こうした過剰な酸化作用に抵抗する力があります。しかし、入ってくる酸素の量が多すぎるし、もともとの抗酸化作用も老化で弱まります。あれやこれやで、**過剰な酸化作用が進む。その結果、心筋梗塞、脳梗塞、高血圧、動脈硬化、さらにはガンや認知症も誕生します。**

酸化作用は正の反応です。正の作用を一切カットもできません。そこで考え出されたのが、抗酸化作用の強化です。

抗酸化作用が強ければ、過剰な酸化作用は食い止められます。

というわけで、周囲を見渡すと、チョコレートが登場します。

スーパーマーケットなどで特定の食品があっという間に売り切れるという現象がありますね。その走りが、「午後は○○おもいッきりテレビ」（日本テレビ系列）で、チョコレートの親戚のココアが健康によいと放映されたところ、ココアブームを巻き起こしたことがあります。

夢よもう一度ではないですが、チョコレートにはココア以上に強い抗酸化作用があります。

「あの甘くて美味しいチョコレートを食べるだけで、ガンや認知症も予防できる」と、飛びつくのは待ってください。正体は、チョコレートに含まれるポリフェノールが効果を発揮するのです。

抗酸化作用の強いのは、カカオポリフェノール量のマーク70以上だといいます。カカオポリフェノール量は70～99、さらには100％と並びます。マークに数字の多いほど苦みが強く甘みが少なくなり、食べるには相当以上の覚悟が必要になります。

でも、多くの実験を見ると、効果はかなりのものです。メーカーも効果と味の観点で研究を進め、食べやすいものが開発されています。

念のために、高カカオチョコレートに多く含まれるカカオポリフェノールの効能を列記しておきましょう。

1 抗高脂血症作用
2 ガン予防
3 アレルギーやリウマチ性疾患のコントロール
4 認知症予防
5 光老化（紫外線による皮膚への傷害）の予防

現在私も数名のガン患者さんに、高カカオチョコレート摂取を指示しています。人数が少ないので発表にまではいたりませんが、経過は非常に良好で、大学病院の主治医も「効いているのかもしれない」と、妙に納得されています。

将来的には、「その前」の時期からの摂取で、認知症予防にこぎ着けたいとも考えています。

ビタミンのCは女性、Eは男性の強い味方

次は主食と副食の調査です。

前述の久山町研究では、緑黄色野菜や牛乳、乳製品、大豆、大豆製品などを多く摂取し、米や酒の摂取が少ない食事のグループのほうが、認知症の発症率も低かったと報告しています。

この調査には大きな興味を感じます。今までのように、特定の野菜などの食品の効果ではなく、不特定多数の栄養素に目をつけたのです。

日本のお米は世界のなかでも優れものです。非常に美味しい。でも、残念なことに含まれる栄養素の種類が少ない。

主食である米、パン、麺などの摂取量や酒量が多いと、糖質量やカロリー数は満足しても、ビタミンやミネラルなど、認知症や老化の予防に効果のある、他の食品類に含まれる栄養素の摂取量が減ります。そして食事全体の栄養バランスも崩れてしまう。

つまり、バラエティに豊む、副食重視の食事のほうが、認知症や老化予防、加えて記憶力回復にも効果的、とわかった次第です。

報告は九州大学のほか、金沢大学、国立長寿医療研究センター老年学・社会科学研究センターでも同様な研究がなされており、よい結果を出しています。

病気の予防に限らず、特定食を続けることは、食べる本人も飽きるし、調理する側も苦労します。

20〜30年前の話です。前でもご紹介した「午後は◯◯おもいッきりテレビ」という番組が放映されていました。私はご縁があって、健康部門コーナーを立ち上げ、番組終了までの23年間、「ホームドクター」として、レギュラー出演を続けました。

ちょうどそのころです。カナダから「認知症患者さんに、ミネラル・ビタミンの豊富な食事を与えたところ、症状の改善が見られた」という報告が舞い込んできました。「ミネラル・ビタミンの豊富な食事」とは、「緑黄色野菜や牛乳、乳製品、大豆、大豆製品などを多く摂取し」ということと同じです。

「単一の特定の〇〇食材より、バラエティに富んだ栄養素」がより重要という報告です。

当時、この貴重な報告は、放置されたのです。なぜ、このような貴重な報告が放置されたのでしょうか。現在ほど認知症が問題になっていなかったとはいえ、同じ医師としてまさに汗顔の思いです。

自責の念いっぱいで、お話を続けます。

ここでワンモア・ポイント。「久山町での研究では、緑黄色野菜や云々」とあります。

女性が大好きなビタミンはビタミンCです。わけがわからなくてもビタミンCと聞けば即座に皮膚によい、健康そうだと考えます。

そのビタミンCと認知症の関係は、どうなっているのでしょうか。

嬉しいことに、ビタミンCが「認知症」リスクを低下させる。とくに、女性で認知症になりやすい度合いが10分の1にも低下する、という報告です。

認知症の遺伝的な危険因子のひとつに「アポE4」があります。アポE4を持つ女性は、血中ビタミンC濃度が高いと、将来の認知機能低下リスクを減少できる可能性があるといいます。この説は、日本医療研究開発機構が明らかにしました。

緑黄色野菜を豊富に摂取すれば、血中ビタミンC濃度は高くなります。

では、アポE4とは何でしょう。脳内の中枢神経で脂質の代謝にかかわっているタンパク質です。

正式な名称は「アポリポタンパクE」、略して「アポE」です。この「アポE」は、さらに3つのタイプに分かれ、アポE2、アポE3、アポE4になります。

なかでもアポE4遺伝子を持っている人はアルツハイマー型認知症を発症しやすいことがわかっているのです。

アルツハイマー型認知症の患者で、アポEを持っている人は6割くらいいると言われています。

金沢大学医薬保健研究域医学系脳老化・神経病態学（神経内科学）の研究グループは、アポE4遺伝子とビタミンCの関係を調べました。

そして、アポE4遺伝子を持っている女性でも、ビタミンCを豊富に取り入れることによって、認知機能低下のリスクを下げられる可能性があると発表したのです。日本人では、アポE4を持っている人は、持っていない人に比べて、アルツハイマー型認知症発症のリスクが約4倍になることも報告があります。とくに女性では、アポE4を持っていることは、アルツハイマー型認知症発症の強力な危険因子になると考えられています。

そこで前出の研究グループは、男女別に、ビタミンC、Eの血中濃度を、低い群、中間の群、高い群の3群に分けて比較しました。

アポE4を持つ女性での比較結果です。血中ビタミンC濃度が最も高い群は、最も低い群と比べると、認知機能の低下の危険度が0・10倍に減少することが判明したのです。

また、アポE4を持っていない男性も前出の3つのグループに分けて調査しました。**男性では、はっきり差が出たのは、ビタミンCではなくて、ビタミンEでした。**

血中ビタミンE濃度が最も低い群に比べて、ビタミンE濃度が最も高い群は、認知機能低下のリスクが0・19倍、中間の群は0・23倍の減少でした。

女性ではビタミンEの血中濃度と認知症や認知機能の低下のリスクとの関連は示されなかったそうです。

要するに、ビタミンCは女性の救いの神、ビタミンEは男性の救いの女神になりますね。

追加になりますが、アポE4を持っている男性は参加人員が少なく、解析に不備な点もあるそうです。

また、今回の参加者は、ほとんどがビタミンC、ビタミンEのサプリメントを摂取していなかったとのことです。

ここまでくると、「久山町での研究では、緑黄色野菜や牛乳、乳製品、大豆、大豆製品などを多く摂取し」の言葉が生きてきます。

バラエティ豊富な副食の中には、ビタミンCもビタミンEも含まれる。○○食材単一よりバラエティ豊富な副食のほうが、認知症予防に有利なのです。

なお、アポE4の有無は特殊検査でわかりますが、検査できるところがあまり多くありません。ご希望の方は医療機関にお尋ねください。

本題に戻ります。

「これは脳のためによいから食べなさい」と決めつけられては、味の選択も好みの選択もありません。**味のよい食事、美味しい食事では、同じ咀嚼回数でも、脳循環は向上するとも言われます。**

同じ食品を食べ続けると美味しくも感じなくなるし飽きます。食事の喜びも減りますし、食欲も減退気味になり、ついには高齢者特有の低栄養も発生するでしょう。

食事は食べること自体に、脳活性が組み込まれています。食欲がなくなれば、摂食行動も疎かになる。ついには食べること自体に苦痛を感じます。

食べることが苦痛になると、当然のごとく、認知症や老化の予防効果の高いビタミンやミネラルの摂取も大減少。そして脳活性も大低下します。

食事は豊富な栄養素を取り込み、味を楽しみ、食卓の会話を楽しみ、脳を活性化させる大事業なのです。

あれもこれも食べれば特定食にならない。すると、食べる側もラクだし調理する側もラク。これでラクがダブル。さらに、実行と継続もラクになるから、ラクがトリプル。こうなれば老化予防にも夢がわき出します。

朝食抜きが最も脳内時計を狂わす

脳は大食い器官ですから、たえず栄養補給が必要です。

一日3度の食事は栄養補給以外にも重要な意味があります。

3度の食事の中で、最も重要なのが朝食です。

朝食が欠かせないひとつ目の理由は、朝の脳はエネルギーゼロの状態だからです。

朝食で取り込んだエネルギーはお昼までに消費し、昼食のそれは夕方までに消費され、夕食も朝までに消費されてしまいます。

よく「寝ぼける」という言葉を耳にします。「寝ぼける」の状態は「エネルギーゼロの脳」と考えれば理解しやすいでしょう。

最近朝食をとらない人が増えていると聞きます。「朝起きてすぐでは食欲が湧かない。だから食べない」とか「朝寝しているほうが、エネルギー損失が少ない」とかは理由になりません。

エネルギーゼロの脳で出社しても、よいアイデアが浮かびません。「アイツは、朝まったくダメだな」とレッテルを貼られて、他人の出世のための踏み台要員になります。

といって、「エネルギーゼロのままの脳」を酷使すれば、脳梗塞の危険性も増大するでしょう。もちろん認知症にも近づきます。

朝食は、そうした哀れな脳を救うのです。

第二の理由は脳内時計です。前にも触れましたが、われわれは生活リズムで生きています。その生活リズムを操作するのは脳内時計です。

脳内時計の働き具合で、生活リズムも変わる。成功不成功のカギも脳内時計にあるとも言えるのです。

これほど重要な脳内時計には、ひとつの大きな弱点があります。非常に狂いやすい。腕にはめている腕時計（いわば社会時計）は24時間単位で動きます。でも、脳内時計は25時間単位なのです。すでに1時間の差が出ています。

狂いやすいといっても脳内時計には、ラジオやテレビの時報が届きません。下手すれば狂いっぱなしになるかもしれない。狂いっぱなしになれば、引きこもりや登校拒否、出社拒否も起きるでしょう。

どうしても脳内時計の時報が必要です。

その時報こそ、「規則正しい3度の食事」なのです。

「朝食で朝を知り、昼食で昼を知り、夕食で夜を知る」といった具合です。

朝食は脳内時計の朝の時報と知れば、牛乳1杯、パンのかけらくらいは食べられるでしょう。牛乳1杯、パンだけでは、脳内時計を動かすパワーは得られません。でも「朝食を食べた」という感覚は得られます。

しかし感覚だけでは、脳エネルギーが不足です。しっかり働かせるためには、しっかりした朝食をとることが必要です。
医師がよく「規則正しい3度の食事」という言葉を口にします。その内容は、栄養補給ばかりでなく、脳内時計の時報も意味しているのです。

おひとりさま認知症を防ぐ食卓

「楽しい食卓の会話」には、「その前」に取り入れたくなる大いなる予防効果があります。九州大学の二宮利治教授によれば、

「ひとりではなく、複数人と食事をすると、人とのかかわりのある生活が生まれてくる。また、食事の内容に加えて、その調理の過程や食事に関する思い出話なども、認知機能の低下を防ぐのに影響している」とのお話です。

ここで重要なことは、「食事によって、人とのかかわりのある生活が生まれる」の一言です。

「人とのかかわりがある生活」とは、「社会の窓が開く生活」です。「社会性の回復」です。社会の窓が開けば「おひとりさま認知症」も消えるでしょう。

食事は無防備の状態での行為です。周囲を警戒しながら食べるのでは、おいしくもないし、満足もしない。

みんなで楽しく食べるには安全が必要です。安全だからこそ安心して満足もします。食べるのも楽しくなります。そして、文句のつけようのないグッドな食事になります。

食事で作られる信頼は、真の友を作ります。食事のときには、自分をすべてさらけ出す。だから、ファーストデートが食事になるのでしょう。

愛する家族、心の通い合う仲間、同じ釜の飯を食った友と、おしゃべりを楽しみながら食事をする。これだけでも、「おひとりさま認知症」が防げます。食事も認知症予防の最高の妙薬になりますよ。

第6章

中年期からの軽い運動が最強の習慣

ボストン大学が推す中年期の運動

「脳の老化を抑えるためには、とにかく体を動かすこと」。この習慣がよいとわかりました。

「軽い運動であれば続けやすく、目標を達成しやすくなります。多くの人にとって希望をもたらす結果になりました」との報告が、ボストン大学医科大学院の研究チームからもたらされました。

同研究チームが平均年齢40歳の1583人を対象とした研究です。認知症の原因となる脳の萎縮を予防するためには、中年期からの運動が決め手になることを明らかにしたのです。

中年期からの運動能力が低いと、年を取ってからの脳の萎縮が起こりやすくなる。逆に中年期から運動習慣があると、高齢になってからの脳の萎縮や認知機能の低下を食い止められる可能性ありとの報告です。

運動を開始すれば、脳の血流が増え、より多くの酸素や栄養が脳に運ばれるようになり、高齢になってからの認知力の低下を抑えられると考えられています。

しかし今回の研究では、認知症予防のために、どのような運動を、いつ始めればよいのかは明らかにしていません。

同時に、認知症と診断された場合は、医師による治療を受けることが大切だとも言われます。

「認知症の生物学的基盤はまだ十分に解明されていないが、体にとってよいことは、おそらく脳にとってもよいのである。座ったままの時間が長い習慣を持つ人は、立ち上がって運動をするべきだ。運動を始めるのに遅すぎることはない。今すぐウオーキングなどの運動を習慣化することを勧めたい」と結んでいます。

同研究チームは、さまざまな民族や社会経済などの背景別に、運動不足が脳の老化に与える影響を、さらに調査する必要があるとも指摘しているのです。

英国のインペリアル・カレッジ・ロンドンが行った別の研究では、糖尿病の指標であるHbA1cの値が高い人ほど、認知機能が低下しやすいことも示されています。

インペリアル・カレッジ・ロンドンでは、50歳以上の英国人を対象とした大規模研究に参加した5189人の男女を対象に調査しました。

その結果、血糖コントロールが正常な人に比べ、HbA1cの数値が高い人では加齢とともに認知機能が低下していました。

認知機能の低下はHbA1c値と直接的に関連しており、HbA1c値が高いほど認知機能が低下しやすいことも明らかに示されています。

また軽度の糖尿病予備軍でも、同様の傾向が見られるともいいます。

つまり良好な血糖コントロールが認知症リスクを減らすのです。

「糖尿病の人にとって、認知機能低下と深い関係があるのは、おそらく血糖コントロールである。**良好な血糖値の維持や、糖尿病発症を遅らせることで、認知機能の低下の進行を緩和できる可能性がある**」とも述べています。

さらに加えて、「認知症の有病者数は世界中で増えている。認知症を予防するためにも、若いころからの運動習慣を持つべきだ。また、社会的な交流を含む精神的な活動も重要である」と、アドバイスしています。

これらの報告を見ると、運動開始は早いほど良好な結果を生み出すことが明らか。明日とは言わず、今日から始めてください。その努力が認知症を遠ざけるのです。

いつでも好きなとき、軽〜く毛細血管を鍛える

毛細血管は髪の毛よりも数十倍も細い血管です。超細いだけに、その強化は容易ではありません。

そこで簡単で効果もあり、なおかつ継続可能な方法を考えてみましょう。

毛細血管は、超薄い壁に守られた超細い血管、です。つまりハードな運動は厳禁です。毛細血管に強い力がかかれば、すぐにも破れるかゴースト化するでしょう。

また、過度な運動はフリーラジカル（活性酸素）を大量発生させて逆効果という説もあります。過度な運動は毛細血管にとって、超不向きな運動です。

すると、こうなります。怠け者的な超軽量運動を、1日数回、暇なときやチャンスのあるときに、実行と継続することが重要になります。

これでは、漠然としすぎて、とらえどころがありませんね。

ハーバード大学医学部やミラノ大学医学部、事業構想大学院大学の根来秀行教授にお知恵を借りましょう。

「毛細血管を増やすには、運動で血流をアップさせることが重要。ただし、過度な運動はフリーラジカルを大量発生させて逆効果になる。そこでおすすめは、5分くらいの軽い筋トレと15分ウオーキングだ」ということです。

これも難しいようならば、こんな工夫はいかがですか。

もともと私たちの血液循環は握り拳大の心臓ポンプに頼っています。握り拳大の心臓ポンプは決して大型ではありません。しかし作業内容は非常に大きい。

人体の血管を全部つなぎ合わせると、地球を二回り半するほどの長さになるといいます。東京を出発して、地球を二回り半で真反対の南米に血管の先が届くわけです。

その長さの血管に絶えず血液を送り続けることは、想像以上の大仕事です。となると、拳大の心臓ポンプでは不足が生じやすい。

一方、血液循環は1秒たりとも休むことは許されない。無理を承知で心臓ポンプを酷使することになります。

無理が続けば故障も起きるでしょう。心臓ポンプの故障は致命的です。致命的故障が連発するならば、命がいくつあっても足りません。

造化の神さまは、こうした悲劇を回避するために、筋肉に援助を頼んだのです。筋肉が動けば、筋肉内の血管を、乳搾りと同じくしごきます。心臓ポンプと筋肉のしごきによって、血液は全身を巡ります。もちろん、心臓の負担は軽くなる。かくして、心臓ポンプを助けながら、全身循環を可能としているのです。

筋肉を動かして、乳搾り循環を行う。では、どこの筋肉を動かせば、よりよい効率を生むのでしょうか。

脚です。両脚です。脚には体を支えるために、大型の筋肉がついています。大型の筋肉には多数の血管が入り込んでいます。

つまり脚を動かせば、大量の血液の移動が始まり、循環が効率よく働き、全身に血液が届くわけです。

次なる問題は、脚の運動法です。

毛細血管強化には、ふとももとふくらはぎの筋肉強化から始めるのがよいでしょう。15分程度のウオーキングがお勧めですが、お忙士には毎日の15分も難しい。

奇妙なことですが、「1日○回」との指定があると、ほぼ全例が挫折します。命令を出されたような気分になるのかもしれませんね。

いずれにしても、運動療法にとって、「1日○回」の指定・指示は禁句中の禁句のようです。

15分のウオーキングも難しいとあれば、「簡単スクワット」と「かかと上げ下ろし」がお勧めです（218〜219ページの図）。最初は転倒防止に机やイスを支えにしましょう。

簡単スクワットとかかと上げ下ろしで、脚全体が動く。前出のとおり、脚は大量の血液の貯蔵庫です。脚が動けば、全身循環が効率よく働きだします。

簡単スクワットとかかと上げ下ろしを卒業したら、「もも上げ足踏み」を追加します。もも上げ足踏みとは、ももを地面と平行になるまで上げる、それだけです。

簡単スクワットとかかと上げ下ろしも、もも上げ足踏みも、軽量運動の筆頭です。しかも効果バツグン。

運動回数は指定しません。仮に簡単スクワット10回、かかと上げ下ろしを10回としましょう。もも上げ足踏み20～30回とでもしておきましょう。時間にすれば3分もかからないでしょう。この組み合わせを、時間とチャンスがあるたびにくり返します。

認知症や糖尿病を含めて、簡単運動法の極意は、「可能な運動を、可能な時間帯に、可能な限り多く」です。これは、北里大学北里研究所病院糖尿病センターの運動指導法です。

1日何回などの無理強いはしません。手洗いのあとや電車を待つ時間を利用しての簡単スクワットもよいでしょう。起床後のお目覚め運動でもよいし、お休み前のグッドスリープ運動に応用してもＯＫです。

② かかと上げ下ろし

自然体で直立し、体重を軽くつま先にかけます。この基本の立ち方で、 かかとの上げ下ろしをくり返します。

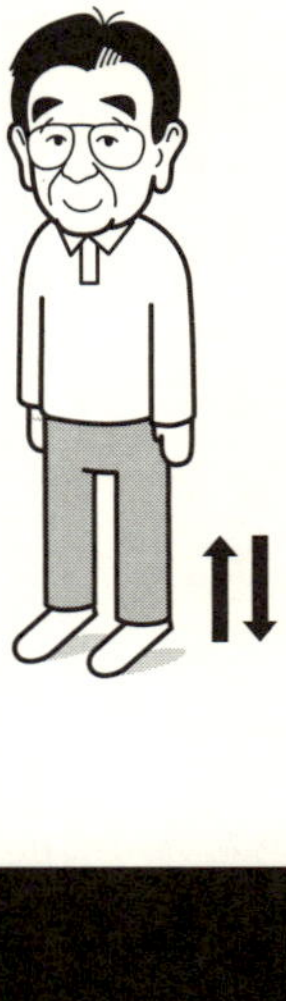

③ もも上げ足踏み

足踏みのポイントは、ももを地面と平行になるまで上げることです。つま先の向きは平行・垂直、どちらでもかまいません。

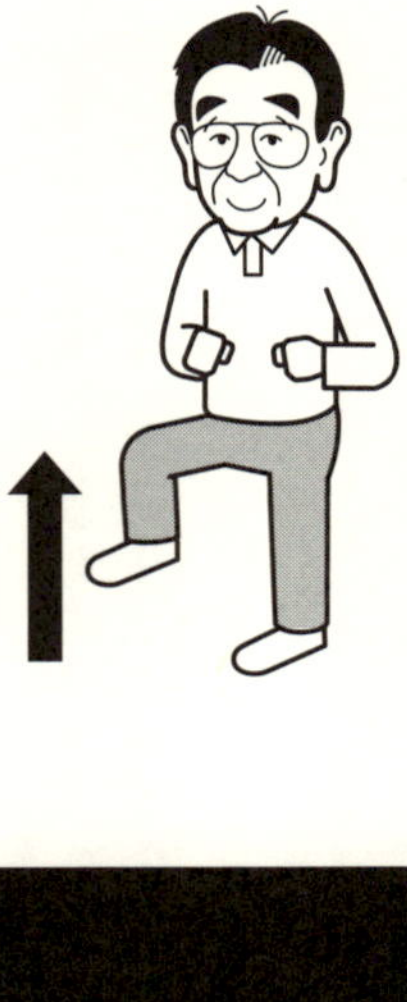

毛細血管を鍛える
超簡単トレーニング

① 簡単スクワット

背すじを伸ばしたまま膝の屈伸運動をします。足は開くほど辛くなるので、閉じていても大丈夫です。膝痛がある人は痛みが出ない程度に曲げてください。何かにつかまって行っても構いません。

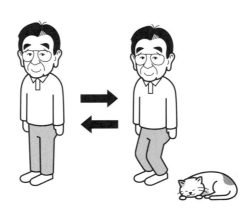

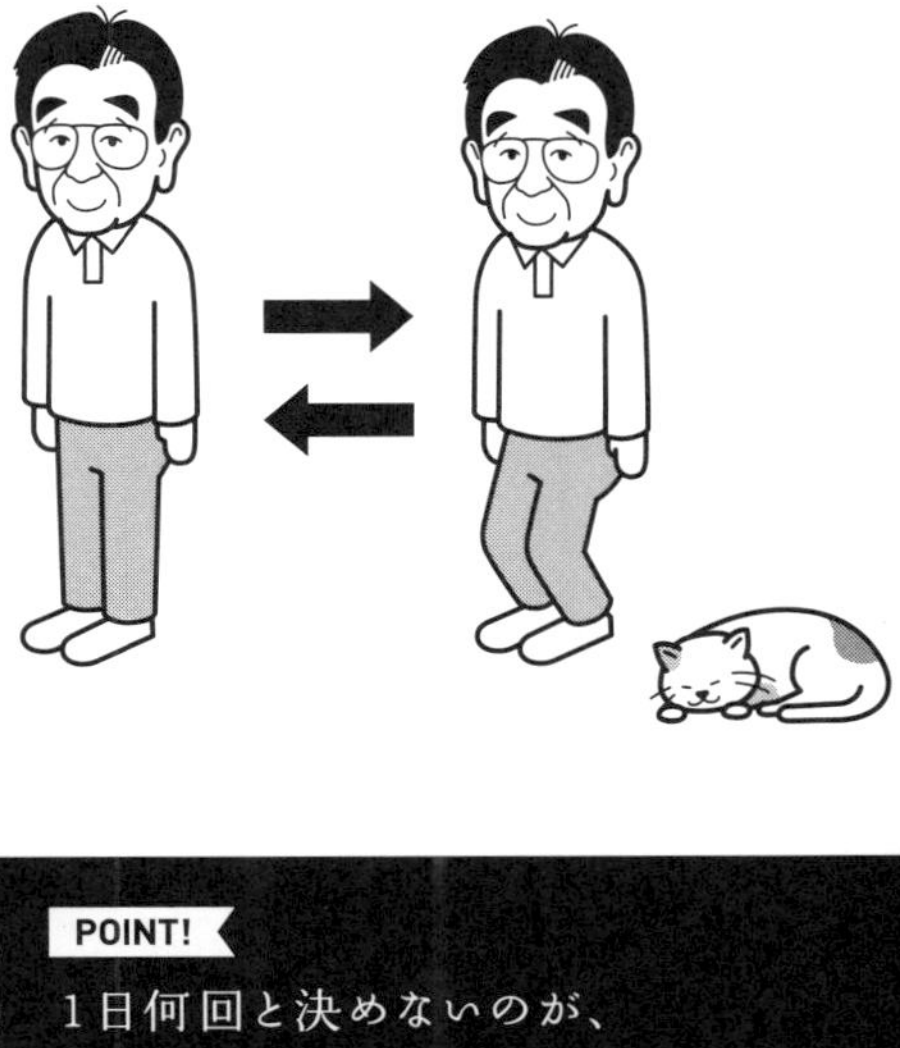

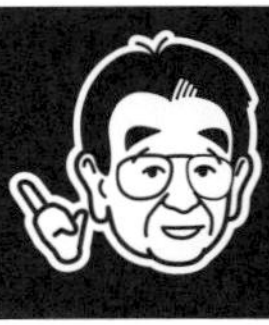

POINT!

1日何回と決めないのが、
長く続けるコツ！

会社帰りに一杯と立ち飲み式の居酒屋に行ったら、オーダーが届くまで、雑談をかわしながらの、簡単スクワットやかかと上げ下ろし運動でも効果があります。

こんな簡単な運動で効果があるのか、と疑われる人もいるでしょう。「信ずる者は救われる」し、「継続は力なり」です。

疑う前に、まず実行と継続。疑って何もしなければ、毛細血管の機能は低下し、血液循環も弱まります。次には、大きく口を開けた認知症が待っているのですよ。

時間も不要、労力も不要。これで認知症も予防できる。試してみる価値は十二分にあります。

若返りホルモン・マイオカインを出す筋トレ

運動に話が及べばマイオカインが登場します。

マイオカインとは筋肉で作られる物質で、若返りホルモンとも呼ばれています。

また運動の重要性を解くカギとしても、話題になっています。

マイオカインが分泌されると、筋肉はもちろん若返るし、血糖値も低下、脂肪も分解され、認知症予防にも効果があるとの報告もあります。

マイオカインの効果は、次のとおりです。

◎筋力や骨力の向上
◎抗炎症性の向上
◎脂肪細胞での脂肪分解
◎血糖代謝・認知機能・動脈硬化の改善
◎免疫力アップ
◎美肌効果

などです。これだけ多くの効果があると知れば、運動の必要性もわかりますね。

マイオカインは筋肉から生まれるといっても、どこの筋肉からでも生まれるのでしょうか。よくよく調べてみると、下半身の筋肉、とくに太ももやふくらはぎの筋肉から分泌されやすいと言われています。

それもただ漫然と生まれるのでなく、「筋肉新生時」に分泌されます。と言われても筋肉新生時がわかりませんね。

筋肉新生時とは、字のままを追いかければ、「筋肉が新しく生まれるとき」と解釈したくなります。

文字どおりの筋肉新生時であったら、筋トレのたびに新しい筋肉が生まれて、解剖図を書き換えなければならない。解剖学者は疲労困憊《こんぱい》でぶっ倒れるでしょう。

筋肉新生は「新しい筋肉の誕生」でなく、筋繊維の強化の意味です。筋肉の構造は、丈夫な筋膜という袋の中に、幾千万本の筋繊維が入っている形をしています。

わかりにくければ、「そうめんの入った袋」を想像してください。袋が筋膜で、なかのそうめんが筋繊維です。そして筋繊維は筋トレで強化されます。そのときマイオカインが分泌されるのです。つまり筋トレがマイオカインの生みの親。

これで運動が、健康作りや老化防止、さらには認知症予防に役立つことも想像がつきます。

マイオカインを生み出すのは筋肉であり、筋トレです。

誰でも「そんなに効果のあるものならば、一刻も早く、たくさん手に入れたい」と願います。「少々、ハードすぎるかもしれないが、これでゆこう」になる。そして多くは挫折します。中高齢者の挫折は恐ろしい。「やはり挫折か。オレには根性がない。ダメ人間だ」となって、大きな意欲の低下を生み出します。

無理な計画はやめましょう。「無理が通れば道理が引っ込む」。軽量運動を、毎日欠かさず実行することがいちばんの近道なのです。

「こんな簡単な運動で効果があるのか」と疑わず、実行と継続です。信じる者は救われます。「継続は力なり」ですよ。

マイオカインの増やし方は、太ももとふくらはぎのソフト筋トレが有効と言われています。

太ももとふくらはぎのソフト筋トレは、ここでも毛細血管増加と同じく、218〜219ページの簡単スクワット＋かかと上げ下ろしの組み合わせがよいでしょう。もう少しできるとしたら、もも上げ足踏みを追加します。

スクワットも正式というか正しくやるのは、かなり難しい。そのぶん効果も大きいでしょう。でも、肝心の実行と継続も難しくなり、やがて「面倒だ」の世界に追いやられてしまいます。同時にマイオカインも消え去ります。

簡単スクワットは、起立して膝の屈伸運動。かかと上げ下ろしは棚の上の物を取る要領。もも上げ足踏みは、ももを地面と平行になるまで上げます。

ここで中高齢女性にプレゼント。

スクワットは中高齢女性を悩ませる膝痛の妙薬です。ももの筋肉を鍛えて、老いて弱った膝関節を助けるのです。

にもかかわらず、スクワットを嫌う女性は非常に多い。理由は「痛む膝を曲げるとよけいに痛くなる」というのです。

スクワットは膝を曲げる運動ですが、痛くなるほど曲げてはいけません。痛くならない程度に曲げることがコツです。

この「痛くならない運動」は軽量健康運動のすべてに通じます。「痛くならない程度に曲げるとは、どのくらい曲げるのか」。答えは、曲げてみて痛くなれば即中止。そして「痛くない範囲で曲げる」をくり返します。

スクワットばかりでなく、ラジオ体操だろうがテレビ体操であろうが、痛み発生とは、痛む箇所の悲鳴です。悲鳴を放置すれば、炎症となり症状はより悪化します。

とくに関節痛は結果を急がぬことです。痛くても関節を動かさない日はないでしょう。言い換えれば、関節に悪いことをしながら治すしかないのです。一夜にして関節痛が治るなどは夢物語にすぎません。

回数は朝、昼、晩と決める必要もなし。可能なときに可能な回数を行えばよいのです。可能な回数といっても、上限は20〜40回くらいでしょうか。運動に慣れたら増やします。

認知症予防や「その前」運動は、オリンピック出場のためのものではありません。毎日の生活行動が苦労なく、スムーズに行えれば目的達成です。

そのためにも、「可能な運動を、可能な時間帯に、可能な限り多く」です。

簡単スクワットもかかと上げ下ろしも、もも上げ足踏みも、いつでもどこでも可能だし、道具も不要。通勤途上でも帰宅途上でも、お買い物途上でも、実行可能です。この手軽さによる実行と継続が、マイオカインを産み、認知症を予防するのです。しかも、簡単スクワット＋かかと上げ下ろし＋もも上げ足踏みの組み合わせには、特別なおまけがつきます。お尻の筋肉の強化です。

お尻の魅力は別にある

ちょっと視点を変えて、お尻の話に移ります。

多くの人はお尻を誤解しているようです。場所が体の下部であり、性的魅力に目がくらむ。

お尻の存在価値は、女性であれば子宮保護のためもあるでしょう。でも、お尻の筋肉は大・中・小の殿筋《でんきん》を中心に大腰筋《だいようきん》・小腰筋、さらには腸腰筋・大腿筋膜張筋《だいたいきんまくちょうきん》と重要な大物がずらりと並びます。

これらの筋肉をよく見ると、その目的は、長く歩くため、速く歩くため、ピョイと飛び越えるためにあるらしい。

つまり人間は長歩き動物なのです。そしてお尻の筋肉は長歩き用のそれなのです。しかし、大物筋肉には悲しい運命が待っています。老化の波が押し寄せると、大物だけに重量があるから重力もかかります。

年を取ると、若いころピンと張っていたお尻が、重力に負けてしなびるし垂れ下がる。悔しいけれど、見事に落ち込みます。

同時に長くも歩けなくなるし、速くも歩きにくくなる。今までピョイと飛び越えられた側溝にもつまずく。「年だから仕方がない」と諦める前に、お尻の筋肉の衰えを知るべきです。

おまけに日本人は世界で一、二を争う「座り時間の長い」国民です。

筋肉は使わなければ衰えます。お尻の筋肉も例外ではありません。座り時間が長くなるとは、お尻の筋肉を鍛える時間が減ることです。

弱った筋肉に重力が加われば、お尻の筋肉は下方に引っ張られます。そして垂れ下がります。

さらにわが国には、「柳腰」という美的表現があります。美形の象徴のような言葉です。欧米女性に比べると、骨盤の幅も奥行きも短い。つまりは骨盤も小さく、お尻の筋肉も小型で、あまり強くない。

弱いお尻の筋肉に加齢や重力が加われば、お尻が垂れ下がっても当然でしょう。だが、事情はともあれ、お尻の垂れ下がりは老化のシンボルであり、運動不足の証拠でもあります。残念ですが、美しくない。

お尻がしっかりしていないと姿勢が悪くなります。老人性亀背の人を調べるとほとんど例外なしにお尻が貧弱でした。

前に述べたとおり、姿勢が悪いと、声に勢いがなくなり、認知症に近づきます。

ここまでわかれば、あとは実行と継続です。

やってみるとすぐにわかります。簡単スクワットやかかと上げ下ろし、もも上げ足踏みを続けると、太ももやふくらはぎの筋肉がピンと張ってくる。と同時に、お尻の筋肉にも張りを感じる。

この張りが、衰えかけたお尻の筋肉を救うのです。

たまには、わがお尻をなでてやってください。お尻も喜んで、認知症から守ってくれますよ。認知症も防げるとあらば、「やらなきゃ損々」です。

予防医学の基本は「楽しさ、喜び」にあるのです。

普段の動きを スピードアップする運動

人間は動物です。動物とは動く物です。動く物が動かなくなれば異常です。やはり運動は必要です。

とくに「その前」では、運動が重要になります。

認知症では意欲の低下も手伝ってか、体を動かすことを非常に嫌います。つまり認知症は運動嫌いなのです。

勝利の鉄則は、「相手の嫌う箇所を攻めたてる」です。認知症が運動を嫌うならば、予防には運動を取り入れればよろしい。簡単明瞭な方法ではないですか。「その前」の時期には、迷わず簡単軽量運動を取り入れましょう。

世の中には「どうしても運動嫌い」の人も少なくありません。嫌いな人に好きになれといっても無理です。それでも運動は必要です。

では、どうするか。

われわれは、毎日生活行動をしています。通勤、社内勤務、お掃除、洗濯、調理、お買い物など、すべて生活行動です。言い換えれば、生活行動という運動をしているのです。

この生活行動にプラスアルファすれば、本式運動に近づきます。

かつての運動生理学は、「最低でも20分以上の運動の継続がなければ、脂肪は燃えない。健康にもなれない」でしたが、今日の運動生理学は変わりました。「少しずつでも、毎日の積み重ね効果は大きい。積み重ね運動によって、脂肪も燃えるし、健康も得られる」になっています。

さあ、生活行動にプラスアルファしましょう。**方法は簡単です。ちょっとスピードを加えるだけでOKなのです。**

お買い物の往復に、少しスピードを加えて速く歩く。お掃除も洗濯もスピードアップです。通勤にもちょっと早足を加えれば、疲れた体で、ひと駅前でおりて、わが家まで歩く必要はありません。

とはいえ、いつでもいつでも「スピードを加えて」では、追い立てられているようで、生活に潤いがなくなります。

また、スピードを加えるばかりでは「飽きる」でしょう。飽きれば運動挫折で、意欲の低下が生まれます。

「飽きる」の予防に、各行動に緩急の変化をつけて、「飽きる」を防ぐのです。

信州大学の報告では、**「緩急を混ぜての歩行で、肉体の健康ばかりでなく、意欲の向上がみられた」**とあります。

意欲の向上とは「面倒くさい」の改善です。「その前」にとって、願ってもないラツキーチャンスです。

運動の極意は過剰運動しないこと

運動の極意は次の3つです。

○運動のやりすぎは「大悪」
○運動なしは「悪」
○「最善」は軽量運動の実行と継続

「オリンピックを目指す」「運動選手を目指す」のでなければ、軽量運動が最高です。ああでもないこうでもないの文句はあとにして、実行と継続に励んでください。

「生活行動は運動ではない。正式で軽い運動はないのか」

ありますよ。ほぼ毎日NHKで放映している「みんなの体操」です。わずか5分の軽量運動ですが、内容的にはかなりの優れもの。毎日続ければ、必ずよい結果が得られます。

「それもいや」ならば、やはり簡単スクワットでゆきましょう（219ページの図）。くり返しますが、机やイスを使って、転倒防止を心がけます。膝を痛くならない程度に軽く曲げて伸ばす。朝昼夕に10回ずつやれば十分です。初めは5回でもよろしい。慣れたら5回を10回に増やして1日3回、合計1日30回になります。

人間は進歩と努力の動物です。言い換えれば欲張り動物なのです。運動に慣れると、「もう少し多くやろう」とか「もう少し上手にやろう」とかの欲が出てきます。すると、回数も増え、深くも曲げられるようになります。

簡単スクワットで大腿四頭筋《だいたいしとうきん》は鍛えられ、歩行にも膝痛や腰痛にも有効です。下肢は、体の中で最も血液がたまりやすい箇所です。量的にも多い。

簡単スクワットで下肢が動けば、大量の血液が動き、全身の血液循環がよりスムーズになる。心臓病にも有効ですよ。ムクミだって消えちゃいます。

もちろん脳循環も向上するから、脳にも栄養がいっぱい届く。結構だらけの簡単スクワットです。

でも、簡単スクワットは正式ではありません。正式スクワットは効果もより大きいですが、方法も難しく、かなりきつい。難しくてきつければ、すぐに中止。

くり返しますが、この中止が恐ろしいのです。

中高齢者では、「何をやってもダメ。きっとダメ人間なんだ」と、意欲の低下が始まるからです。

前にも話したとおりで、意欲低下はすべての行動や思考にマイナスです。

高齢になれば、先も見えてくる。その「先」には「死」しか見えません。「峠を越えれば下り坂だけ」の、いわゆる「峠の先症候群」です。

こうして、年齢的にも意欲の低下が始まります。くどいようですが、意欲の低下が頻繁になれば、恐れていた認知症へと進行します。

健康を得るためにも、認知症を予防するためにも、軽量運動の実行と継続が必要です。皇居一周というハードな運動が悪いのではありません。

真に問題となるのは、実行と継続の有無です。

いかに理論が優れた健康法や予防法でも、実行と継続がなければ、効果はありません。一夜にして健康になれる方法はないのです。

わが国は、高い教育度を誇っています。非識字率はゼロに近く、世界でも珍しいほどに高い教育度です。

それだけに、理論に溺れやすい傾向があります。「あれも知っている、これもわかっている」で満足してしまう。知識が鼻先にぶら下がって、肝心の実行と継続のじゃまをするのです。

知識だけで健康になれるのならば、医師は病気で死なないでしょう。いいえ、健康知識の豊富な医師でも死にます。認知症になることもあります。

知識は重要、実行と継続はより重要。

運動嫌いな方が、好きになる必要はありません。しかし運動は健康にも認知症予防にも、絶対に必要です。

運動が嫌いならば、嫌いなりに運動でない運動を取り入れる工夫が必要になります。生活行動に一工夫をプラスして、運動嫌いを克服しましょう。この工夫こそが、心地よい余生への近道になるのです。

「心地よい」「面白い」と脳の神経細胞が増える

記憶力とは奇妙なものです。運動の種類によっても左右されます。

まず運動を、「面白い」「まあ面白い」「面白くない」の三段階に分けます。そして選択するのは、「面白い」と「まあ面白い」です。「面白い」と「まあ面白い」の仲間には、「楽しい」もあります。

「面白くない」は理論的に優れていても切り捨てます。

「優れた理論の運動を切り捨てるとは、いかがなものか」との疑問もあるでしょう。

切り捨てる理由は、脳神経細胞の増加が期待できないからです。
老化脳では脳神経細胞の数も減り、脳神経細胞の作る情報ネットワークも、枯れ木のように朽ち果て始めます。同時に、記憶力をはじめとするすべての知的活動が低下します。

しかし脳神経細胞の数が増えれば、脳神経細胞の機能もネットワークも復活します。減りゆく脳の知的機能を回復させることもできるのです。

そして最重要の脳神経細胞の回復には、「面白い」「まあ面白い」が決め手になります。

運動は賢脳作りになくてはならないものです。でも、いやいやの運動では効果が上がりません。

実験用ラットは水を非常に嫌います。わかりやすく言えば、水泳が苦手なのです。この苦手を利用して調べた実験があります。

いやがる実験用ラットを、水槽に入れて無理やり泳がせます。ラットは泳ぐどころか、とんだ水難で、もがき苦しみます。

このときの実験用ラットの脳神経細胞は、水泳という運動をしたにもかかわらず、ほとんど増えませんでした。

理由は、もがき苦しむいやいや運動にあります。実験用ラットにとって、水泳はいやな運動で、大きなストレスです。大きなストレスと戦うのが精一杯で、脳神経細胞増加にまで手が回らないのです。

この実験からも、「面白い」「まあ面白い」の効果がはっきりします。「オレだって、水風呂にたたき込まれれば、機嫌も悪くなるだろう」と言われる人のために、別の実験も紹介します。

アメリカのプリンストン大学からの報告を前で述べましたね。

実験用ラットを飼育する場合、オスメス飼育にしてみました。結果は上々。オス同士の複数飼育より、優れた結果が出たと報告しています。

ここに赤ちゃんザルの哺乳《ほにゅう》びんの実験を加えます。

赤ちゃんザル用の哺乳びんを2種類用意します。ひとつは冷たい金属製のもの、もうひとつは冷たい金属製のものに柔らかな真綿を巻きつけて、さわり心地も満点に。

さて赤ちゃんザルは、どちらの哺乳びんを選んだでしょうか。

あちこちさわったあとで、真綿の柔らかいほうを選びました。

その哺乳びんホルダーは、柔らかく、さわり心地もよい。さわり心地のよさが「快感」となって、赤ちゃんザルの記憶の海馬細胞を刺激します。

赤ちゃんザルにとって、哺乳びんは栄養補給のすべてですから、生死のカギです。ならばどんな哺乳びんでも、栄養補給は可能だから冷たい金属製のものでもよいではないか。

いいえ、違います。栄養は同じでも、さわり心地が冷たければ、脳が不満を申し立てます。不満の結果、記憶の海馬細胞が増えないのです。

米国でのお話です。医学生に母乳と人工栄養の差を問いました。多くの学生は栄養素やカロリー、または吸収・免疫などの違いを言いました。

ある学生が「母乳は容器が素晴らしくステキ。きっと赤ちゃんも満足するだろう」と答えて満点を取ったそうです。

当時は笑い話で終わりましたが、臨床心理学の進んだ今日では、きわめて納得できる話です。

同じ栄養ならば、心地よく摂取したほうが、脳の発育にもよろしい。この「心地よく」が重要なのです。

脳の未熟な赤ちゃんザルでさえ、「面白い」「まあ面白い」を快感として感じ、海馬細胞を増やしたのです。

実験用ラットも同じなのです。ゴツゴツしたオス同士の生活より、柔らかさ、暖かさ、優しさのあるメスとの共同生活のほうが心地よく、「面白い」「まあ面白い」が多くなる。「面白い」「まあ面白い」が多ければ、記憶の海馬細胞は増えます。

「妻をめとらば才たけてみめ美《うるわ》しく」は、実験用ラットの世界でも生きているのです。「妻は才たけてみめ美しく」「夫は才たけてたくましく」のカップルならば、毎日が「面白い」し、少々下がっても「まあ面白い」でしょう。脳神経細胞も増えるはずです。

人間だって、水風呂は辛いでしょう。でも、その後で、奥様の優しいタオルが待っている。

「ものの好きはそのくらいにして、風邪を引かないように、タオルでよく拭いてください」と優しく言われれば、水風呂の辛さも消えてニッコリ。その瞬間から、脳神経細胞は増加を始めます。

これらの報告を基に考えれば、運動も「面白い」「まあ面白い」ならば効果があり、「面白くない」では効果の少ないことがわかります。

認知症の予防運動は長期に及びます。数ヵ月どころか、数年、数十年にもなるでしょう。

その間、「面白くない」では「いやになった」となり、中止になるでしょう。予防運動が中止になっても、認知症の進行は中止になってくれません。逆に、予防運動の中止をこれ幸いと、進行速度が増すでしょう。

予防運動が「面白い」「まあ面白い」のランクであれば、毎日の連続になって、積み重ねの効果は絶大なものになります。

予防運動のコツは、方法が簡単で実行と継続が容易であることです。かつそれが「面白い」か「まあ面白い」ものであれば、必ず絶大な効果を生むのです。

Column
－コラム－

ホームドクターのちょっと辛口アドバイス

88歳・頭にも心にも効く8カ条

私ごとですが今年88歳になります。

今も開業医として認知症の患者さんとも日々接する毎日です。

一方、テレビの仕事をきっかけに長年、栄養から運動とさまざまな研究論文や書物を読む癖がつきました。それがこうしてひとつも無駄にならないのが、医者という仕事のありがたさだと実感しています。

本書では、認知症の「その前」の予防に役立つ知見をできる限りご紹介しました。

「おわりに」に代えてこのコラムでは、私が日々、人生１００年の折り返し以降に心掛け実践していることを綴りました。

1 なにがなんでもまず貯蓄

40歳を過ぎたら、貯蓄です。「そんな余裕はない」といっても貯蓄です。

老後とは無収入になるということです。しかも一生のうちで、最も費用のかかる時期は老後です。無収入で費用最多となったら困りますね。

老後にはまず自分を守りましょう。「子孫に美田を残さず」というような言葉があります。美田は子孫よりわが身に残しておいてください。

よく「お金で買えないものがある」と言います。この言葉は中流階級になって、ある程度の余裕のある人が口にするものです。

今日のご飯にも困るほどの貧困になると、「お金で買えないものがある」は遠い夢の世界の物語です。

ですから、大富豪は無理としても、せめて「お金で買えないものがある」を口にできるレベルになりましょう。

「いくらあっても足りないのがお金、少しあっても困るのは借金」です。

豊かな認知症と貧困に苦しむ認知症。お金の有無で、世間の目も待遇も違います。そのためにも貯蓄です。

40歳ころは人生の最盛期です。収入も増えるでしょう。浪費もしたくなります。「オレは出世したんだ。こんなものを身につけていては沽券《こけん》にかかわる」気持ちはわかりますが、お金に余裕のある高齢者は、それなりの幸せな余生が送れます。

2 目配り気配り思いやり

2019年、捕手としてバッターとして多くの記録を残し40歳で引退を発表したプロ野球読売ジャイアンツの阿部慎之助選手のお話から。

阿部選手は後輩を見守るとき、「目配り気配り思いやり」を心がけていたそうです。「目配り気配り思いやり」を喜ぶのは後輩ばかりではありません。ご当人も健全な社会性が維持されることになります。

アナタも部下に対しては、常に「目配り気配り思いやり」が必要です。それが十分ならば、部下にも慕われ、仕事の効率も上昇して大満足。認知症も遠ざかります。

たとえば、電車の中で座るとき、両膝の間隔は握り拳ひとつです。握り拳がふたつ以上の間隔になると、お隣の領分に侵入しています。明らかに気配り違反です。違反ばかりではありません。両膝を大きく広げて座る体勢は、「大腿《だいたい》内転筋《ないてんきん》弛緩《しかん》症候群」といって、「認知症になりやすい体勢」と言われています。

握り拳ひとつの間隔は、おデブでもおヤセでも同じです。とくにおデブさんは、両膝を大きく広げて座りたがる。「太っているのだから仕方がないだろう」は、超自分流の考えです。

昔の教育では「礼儀作法」という授業がありました。「他人様《ひとさま》に迷惑をかけないのが礼儀作法の基本」だったのです。

一時、「礼儀作法は古い儒教の教えで、封建主義の塊だ。即刻廃止」と、自称進歩的な評論家はがなり立てました。

よく考えると、礼儀作法を守るとは、「他人様に迷惑をかけない」だけでなく、大腿内転筋弛緩症候群も防げて、「自分を守る」にもつながることがわかります。

「礼儀作法は即刻廃止」を唱えていた自称進歩的な評論家たちは、今ごろどうなっているのでしょう。おそらくおひとりさま認知症が待ちかまえていることでしょう。

「目配り気配り思いやり」の心があれば、部下だけでなく、誰にでも好かれる「アナタ」になれますよ。

3 若さをキープする4つの力

40歳といえば、老化の始まりの時期です。この時期から老化予防を始めれば、その効果はバツグンのものになるでしょう。

ここで重要な点は、「老化には個人差がある」という事実です。この個人差を上手に活用できれば老化防止も夢ではなくなります。

具体的な予防法は、老化によって失われた力を取り戻すことです。

多くの賢者のおチエを拝借すると、老化によって失われた力の姿も見えてきます。

老化によって失われる力は4つあるそうです。「立つ力、歩く力、握る力、そして噛む力」です。

さらに私流に一言付け加えさせていただくと、「きれいに立ってきれいに歩く。しっかり握ってしっかり噛む」になります。立つことも歩くことも、握ることも噛むことも、生活行動です。ならば容易でしょう。

老化は魔物です。容易な事柄が容易でなくなるのです。追い打ちをかけるように、「きれい」と「しっかり」がつくと、より難しくなります。難しくなるといっても、もとは毎日の生活行動です。その気になりさえすれば、できるはずです。

この4つの力を実行し継続して、いつまでも若さをキープしてください。

4「腰が軽い」人は老けない

「おーい、お茶」

「はーい」

「おーい、お茶」と「はーい」と、どちらが長生きでしょう。「おーい、お茶」を男性とすると、「はーい」は女性です。

ご存じのとおり女性は長命です。理由は、腰の軽さが運動になっているからと推定されます。最近では、前出のような男女関係は薄らいできましたね。

年を取ると、動作が鈍く遅くなります。脳からの情報伝達速度も遅くなり、情報を受ける筋肉も反応が遅れるからです。腰が軽いのは若さの証拠です。

若さを取り戻したい、ずっと若くいたい。ならば、動作の鈍化も遅滞も許されません。許されないどころか、それを乗り越えるからこそ若さを維持できるのです。

腰の軽さを利用して、軽量運動の習慣をつけましょう（218～219ページの図）。

さらに、もう一歩踏み込みます。たとえば階段を上るとき、「イッチニ、イッチニ」と号令をかけます。号令は口の中で「唱える」程度で十分です。

号令をかけると、脳はその動作を運動と認知します。号令をかければ運動、かけなければ、ただの階段上り。アナタはどちらを選びますか。

軽量運動の効果は巨大です。全身循環の99％をまかなう毛細血管を増加させるからです。

毛細血管は超細い血管なので、加齢とともに約40％も減少します。毛細血管が減少するとは消えてなくなることです。いわゆる「ゴースト血管」です。

全身循環が約40％も減少すれば、老化や認知症、その他の病気は必至です。

こうした被害を防ぐためにも、軽量運動は有効です。

5 親孝行をわが子に見せる

古い言葉ですが「孟母三遷《もうぼさんせん》の教え」があります。その意味は『大辞林』第三版を要約すると次のとおりです。

「孟子の母が、孟子が葬式のまねをしたり、商売のまねをするので、学校のそばに引っ越した。すると礼儀作法をまねたので、そこに居を定めたという故事」です。

「教育には環境からの感化が大きいという教え」とも言えます。

人間の生活行動のほとんどはまね学習です。なぜまねるのか。多くの実験で証明されているとおり、まねると学習効率が高まるからです。

子は親のまねをして育ちます。アナタも親のまねをして育ったのです。

今日では核家族が主流です。祖父や祖母が身近にいない。これでは子どもたちがアナタの親孝行をまねできませんね。

学校でも親孝行をあまり教えません。先生自体が、祖父祖母のいない核家族育ちですから、親孝行という言葉は知っていても、具体的な親孝行を知りません。知らないから、教えられない。

自称進歩的な評論家は「親孝行や愛国心などは自然発生するものだ」と、とんでもない暴言を吐きます。

「子は親の背中を見て育つ」のです。アナタが親孝行をして、その様子を子に見せないと、子は親孝行を知らずに育ちます。そしてアナタの目には悲嘆の涙。

よくよく自分の老後と子たちのまね学習を考えましょう。

6　恥を知るものは強し

旧陸軍には悪評高い「戦陣訓」がありました。批判は多々あるでしょうが、その中で光る言葉があります。

「恥を知るものは強し」です。

現代人は「恥」に関して、すこぶる甘い。「旅の恥はかきすて」とか「年を取ると恥も外聞もなくなる」とかいって、恥を許してしまう。ついでに老醜も許す。

その結果が恐ろしいのです。「恥」は認知症への強固な抵抗線です。「恥」を知れば、自らを戒めます。その「戒め」が脳を刺激して活性化させるのです。

「聞くは一時の恥、聞かざるは末代の恥」で、多くの知識を得られます。そしてアナタは利口になれる。無駄な「見栄」をはらずに、わからないことは質問しまくりましょう。

7 脳は言葉を作り、言葉は脳を変える

最近、子殺し、親殺し、あおり運転、いじめとか、不快な事件が多発しています。簡単に言えば、日本人が怒りん坊になったのでしょう。

その理由は？ どうやら、毎日のテレビにも原因があるらしい。

試しにテレビをオンしてみましょう。テレビからは「オレ、おまえ、貴様、～じゃねぇか、やばい」などの下品なケンカ言葉が流れ出します。

脳は言葉を作り、言葉は脳を変えます。

ジョークのつもりのケンカ言葉でも、毎日聞かされると、脳内は無条件でケンカ状態になる。ケンカ脳はすぐに怒り出して、事件を生み出す。

本来の日本語は美しく優しい言葉です。ジョークのネタや視聴率アップのためだけに荒らされたのでは、後生に迷惑がられ笑われるでしょう。

さらに日本語にはさまざまな敬語もある。敬語は会話のアクセサリーでありエチケットです。敬語を正しく使うことで、賢脳効果も高まります。

立派な社会人は立派な国語を話します。

もう一度、ご自分の日本語をチェックしてください。

8 いつも心に「Qが3つ」

Qが3つとはサンキューで、Thank you（有り難う）になります。

40歳を超えれば「長」がつく。つまり出世です。その出世はアナタの努力の結果でしょうが、見えないサポートがあったことも忘れてはなりません。忘れれば「忘恩の徒」となって、明日の降格は必至です。「感謝無きは人に非ず」とまで言われるくらいです。

アナタの出世、栄達を喜びサポートする人ばかりではありません。うらみやねたみ、アナタの座を狙う人もいるでしょう。

それでも有り難うという笑顔を絶やしてはいけません。常に有り難うと笑顔で接していれば、氷のように冷え切った相手の心も溶け出します。感謝の念には、そんな力もあるのです。

ロンドン警官の群衆整理は、「ちょっとさがってください」の代わりに、「Thank you」の連呼だそうです。「Thank you」と言われて、怒る人はいないでしょう。感謝の言葉は「私を認めてくれた」となって、アナタに感謝を返します。

人間は群がり動物です。群れがよくなり強くなれば、個人はもとより、社会も国家もよくなり強くなります。

「有り難う」の一言で、アナタの周りの社会は大きく変わります。そして相手からの有り難うが、アナタを包むのです。

長いあいだ、お読みいただいて、誠に有り難うございました。

認知症は難病中の難病です。本書では、認知症の「その前」を重視しました。

認知症の芽は予想もできないところに隠れています。40歳を超えたら予防を始める必要があります。

認知症なしの楽しい余生のために頑張りましょう。

本書が少しでもお役に立てば望外の喜びです。

有り難うございました。

松原英多

医学博士・内科医・日本東洋医学会専門医・エビス診療所院長。東京生まれ。東邦大学医学部卒業後、アメリカ・カナダの医学教育調査の助手として4年間各地を視察。帰国後、母校で大脳生理学の研究・東洋医学・医学心理・催眠療法を学ぶ。臨床医として現在、認知症予防に専念。日本テレビ系列「午後は○○おもいッきりテレビ」のホームドクターとして23年間レギュラー出演。著書には、『使い捨てカイロで体をあたためるすごい! 健康法』『健康長寿の医者が教える 人の名前が出てこなくなったときに読む本』(ともにロング新書)他がある。

講談社＋α新書　820-1 B

もの忘《わす》れをこれ以《い》上《じょう》増《ふ》やしたくない人《ひと》が読《よ》む本《ほん》

脳のゴミをためない習慣

松《まつ》原《ばら》英《えい》多《た》

2019年12月11日第1刷発行
2020年 4 月15日第4刷発行

発行者――――――――――渡瀬昌彦
発行所――――――――――株式会社 講談社
東京都文京区音羽2-12-21 〒112-8001
電話 編集(03)5395-3522
販売(03)5395-4415
業務(03)5395-3615
デザイン――――――――鈴木成一デザイン室
本文デザイン 図版 イラスト(帯も)――中村勝紀(TOKYO LAND)
カバー印刷――――――――共同印刷株式会社
印刷　本文データ制作――株式会社新藤慶昌堂
製本――――――――――株式会社国宝社

定価はカバーに表示してあります。

落丁本・乱丁本は購入書店名を明記のうえ、小社業務あてにお送りください。

送料は小社負担にてお取り替えします。

なお、この本の内容についてのお問い合わせは第一事業局企画部「＋α新書」あてにお願いいたします。

Printed in Japan
ISBN978-4-06-516915-5

講談社+α新書